囤積症的斷捨離：
治療手冊

Treatment for Hoarding Disorder:
Therapist Guide

Second Edition

Gail Steketee、Randy O. Frost　原著

黃政昌　校閱
唐國章　翻譯

Treatment for Hoarding Disorder

Therapist Guide

Second Edition

Gail Steketee • Randy O. Frost

目次

關於作者

  Gail Steketee 博士是波士頓大學社工學院（Boston University School of Social Work）的院長和教授。她在 Bryn Mawr 社會工作和社會研究學院取得碩士及博士，研究主要集中在了解強迫（Obsessive-Compulsive, OC）類群（特別是囤積障礙）的成因和後果，以及為這些疾病開發和測試基於證據的治療方法。她也從美國國家精神衛生研究院（NIMH）和國際強迫症基金會（IOCDF）收到了幾筆贈款，用於檢視影響焦慮症治療結果的家庭因素，並測試強迫症、囤積症和身體臆形症的認知和行為治療。在《精神疾病診斷與統計手冊第五版》（DSM-5, 2013）中，她和合作夥伴（Randy Frost 博士和 David Tolin 博士）為囤積症診斷標準的制定做出了重大的貢獻。Steketee 博士針對強迫症及其相關疾病的研究成果和實證治療方法發表了超過 200 篇論文和文章，以及超過 12 本書。她的研究由美國國家精神衛生研究院和國際強迫症基金會資助。她最暢銷的書籍是與 Frost 博士合作撰寫的 *Stuff: Compulsive Hoarding and the Meaning of Things*，並且入圍「更好生活好書獎」的書籍。她是美國社會工作和社會福利研究院（AASWSW）研究人員，並且獲得認知行為治療協會、社會工作研究協會、國際強迫症基金會和 Aaron T. Beck 認知研究中心的獎項。她擔任社會工作、心理學及精神病學多份期刊的編輯委員和特別審查委員，也在美國、加拿大的強迫症基金會的統計諮詢委員會服務，同時在一個社會工作教育理事會的委員會服務。她也常常因為對於囤積症的付出而出現在各種媒體場所。

  Randy O. Frost 博士目前是史密斯學院（Smith College）擁有 Harold

and Elsa Siipola Israel 頭銜的心理學教授。他於 1977 年在華盛頓大學醫學院進行博士實習後獲得了堪薩斯大學的博士學位。他是一名國際認證的強迫症和囤積症專家，並且在這些主題上發表了超過 150 篇科學論文和書本章節。Frost 博士在國際強迫症基金會的科學顧問委員會服務，並且與 Gail Steketee 博士合力編輯在該基金會網站中的「囤積中心」（Hoarding Center）。他合著了數本關於囤積症的書，包括 *Buried in Treasures: Help for Compulsive Acquiring, Saving, and Hoarding*（與 David Tolin 和 Gail Steketee 合著，由 Oxford 大學出版社出版）。此書於 2010 年獲得認知行為治療協會的自助書籍優異獎。他銷量最好的書是 *Stuff: Compulsive Hoarding and the Meaning of Things*（與 Gail Steketee 合著），由 Houghton Mifflin Harcourt 出版社於 2010 年出版，在同年入圍「更好生活好書獎」的書籍；此書還被麻州圖書獎中評為 2011 年中必讀的書，並且被翻譯成四種語言。他的工作主要是接受國際強迫症基金會和美國國家精神衛生研究院的資助研究。Frost 博士是囤積動物研究聯盟的原始成員之一，也曾擔任眾多社區的顧問，並成立專責小組處理囤積問題。2012 年，他因在囤積症領域傑出的創新、治療和研究，獲頒舊金山心理健康協會和國際強迫症基金會的終身成就獎。

關於校閱者

黃政昌

現任：中國文化大學心理輔導學系副教授、臺灣心理治療學會理事長、華人心理治療基金會強迫症特約心理師

曾任：臺灣諮商心理學會理事兼專業實習委員會主任委員、臺北市諮商心理師公會常務理事／理事長／常務監事、董氏基金會心理健康促進諮詢委員、國家通訊委員會（NCC）「廣播電視節目廣告諮詢會議」諮詢委員、中國文化大學學生諮商中心主任、中華民國諮商心理師公會全國聯合會籌備處主任委員、臺灣諮商心理學會理事、臺北市十信工商輔導主任

學歷：國立臺灣師範大學諮商心理學碩士、博士

證照：中華民國諮商心理師高考及格、中等學校輔導教師證、小學教師證

經歷：小學教師、軍中心理分析官、中學實習輔導教師、高職主任輔導教師、大學輔導教師、心理與輔導課程講師、醫院實習心理師、醫院特約心理師、強迫症特約心理治療人員、心理教育顧問

專長：心理評估工具編製、強迫症治療與研究、強迫症認知行為治療、完美主義研究、學校與社區心理學、青少年心理問題治療

關於譯者

唐國章

> 現任：國立海洋大學全職實習心理師、澳門心理學會 ICISF 認可
> 危機事故危機支援小組組員
>
> 曾任：臺北市泰北高中兼職實習心理師、MACSA 澳洲澳門學生
> 聯會幹事
>
> 學歷：（澳門人）澳洲迪肯大學（Deakin University）應用心理學
> 系學士
> 中國文化大學心理輔導學系碩士生

致謝

作者十分感謝參與研究的人共同為本書所做出的貢獻，特別是那些治療試驗的參與者，這些研究形成了囤積症治療的基礎。我們同樣感謝來自世界各地的臨床學者和研究同僚，他們優秀的研究成果使我們能夠提高對囤積症的理解。如果沒有與他們的長期合作和夥伴關係，我們可能就無法完成這本作品。Oxford 大學出版社在整個寫作過程給予了高度的支持；在 Sarah Harrington、Andrea Zekus、Prasad Tangudu 等相關他人的幫助下，共同為本《治療手冊》和《自助手冊》提供了規劃、編寫和編輯等協助。Gail 特別感激她的丈夫 Brian McCorkle，為了這兩本書的修訂，在這整整數個月撰寫和編輯過程中所提供的支持；Randy 特別感謝他的妻子 Sue，她的支持和鼓勵使這次的作品可以順利完成。

中譯版序

翻譯緣起

　　節省、保存、囤積、捨不得丟等等相關名詞，在我們華人的文化裡，很多時候是具有正向文化的鼓勵性質，象徵著好的生活習慣與人格特質，或許跟那個戰後物質生活不充裕的年代有關，文化潛意識裡總是隱藏著「既然是免費的，那就多多益善」、「不要浪費，丟了很可惜」、「留下來、將來會用到的」、「捨不得丟、丟了會後悔」等等的內在聲音與信念。我們對這些「物品」投射了很多的情感意義，這些強烈的情感，已不僅僅是原來物品的物理性（實用性）功能，像是帶來生活的舒適與便利；更是滿足了我們許多隱含的心理性需求，如安全感的依附與情緒上支持。

　　但是，當囤積不再是一種美德？當它已經造成自己與家人的嚴重困擾時，這些「必須」／「一定」／「應該」要有的儲物／囤積／節省等信念，不但沒有提升我們的生活功能與品質，反而讓這些物品變成一種「複雜的枷鎖」，例如家中到處堆積的物品、無法行走的通道、東西經常找不到，或是房子裡出現異味、浴室無法洗澡、廚房不能烹飪，甚至房間已經沒位置可以睡覺，此時連房子的物理功能都逐漸喪失了，更遑論避風港、家人相聚、朋友來訪等家的心理上意義了。因此，美國精神醫學會（APA）2013 年出版的《精神疾病診斷與統計手冊第五版》（DSM-5）中，已正式將囤積症（Hoarding Disorder, HD）從強迫症（OCD）中獨立出來（註：囤積症就是儲物症，台灣精神醫學會在 2014 年出版的《精神

疾病診斷與統計手冊第五版》（DSM-5）中，將它翻譯為「儲物症」一詞），特稱為「強迫症的相關障礙症」（Obsessive-Compulsive and Related Disorders），終身盛行率在 2%至 6%之間，APA 希望更多受此問題困擾的人接受評估與治療。

　　綜觀目前出版市場，雖然已有一些教導如何整理家居物品與斷捨離的書籍，或是訓練相關的收納人員（如：居家整理師、整聊師、收納師……等）。但是，這些書籍或訓練觀點，畢竟不是從心理學的專業角度來剖析，更缺乏心理專業治療的基礎。恰巧，譯者發現 Steketee 與 Frost 所著 *Treatment for Hoarding Disorder*（2nd ed）這本好書；兩位囤積症治療大師，不但是 DSM-5 中囤積症診斷標準的參與制定者，更是當前強迫症、囤積症的治療權威，出版相關書籍數十本與相關論文數百篇，而本書是非常實作的治療工具書，同時包括《治療手冊》與《自助手冊》兩本；因此，非常榮幸也有使命感的翻譯這本囤積症治療專書，希望帶給相關治療人員重要參考，也幫助更多深受囤積症困擾的個案與家屬。

本書特色

　　本書原文書是屬於 Oxford 大學出版社 Treatments *That Work*™系列的一套書籍，由 Steketee 與 Frost 兩位囤積症大師所著。本書最大特色就是這是一套實用型的治療工具書，特色如下：

✓ 包括《治療手冊》（*Therapist Guide*）與《自助手冊》（*Workbook*），方便囤積症的相關治療人員直接進行搭配使用，因為兩本手冊的各章節是相互對應的，因此治療師可以參閱《治療手冊》，得到更多詳細的治療原理與說明；個案則可透過參閱《自助手冊》而直接參與治療活動，或是回家繼續自我練習。

✓ 本書提供二十多個相關的量表或表單，方便治療過程中進行各項評估檢測與練習活動，非常體貼便利；治療師或個案不用再辛苦去影印或準備這些表單；而且有詳盡的範例來充分說明如何使用這些表單。

✓ 認知行為取向的《治療手冊》，容易操作執行，本書從三個階段深入淺出地剖析囤積症的本質、治療策略及後續發展。尤其，書中提供許多具體可行的囤積行為改變技術、改變不合理囤積信念想法的策略，結合手冊中所提供的練習表單或評量工具，更可以有效的進行治療工作。

讀者對象

✓ 本書適合精神科醫師、心理師、護理師、社工師、輔導老師等囤積症的相關治療人員，作為執業的參考工具，透過書中各種評估與改變的練習表單，幫助治療人員設計治療方案，有效治療各種囤積問題與行為。

✓ 本書可作為大學校院心理、輔導、社工、特教等相關系所開設「輔導原理與實務」、「個案研究」、「變態心理學」、「心理病理學」、「心理評估」、「認知行為治療」、「諮商實習」、「臨床實習」等課程的參考用書，幫助學生充分了解囤積症的成因與相關治療技術。

✓ 本書可提供從事整理家居物品相關收納人員（如：居家整理師、整聊師、收納師……等）課程的訓練教材，以增加他們從心理學角度來剖析與干預的能力。

✓ 本書針對關注囤積的社會大眾，提供一個專業的說明與治療示範，幫助一般大眾了解哪些囤積、節省，已經不再是一種美德，而是一種偏差行為與心理疾病了；透過早期的發現、轉介及治療，儘早幫助個案與其家庭找回原有的自由與生活的品質。

感謝的人

　　本書的翻譯完成，首先感謝心理出版社林敬堯總編的全力支持與協助出版事宜，因為這本書不一定是暢銷書但肯定會是常銷書，謝謝出版社對於專業書籍出版的使命；其次，感謝唐國章譯者一起參與本書的翻譯，國章是我指導的研究生，對於囤積行為也有高度興趣，他本身是澳洲的大學心理系畢業，因此我借重他的語言能力，也期待未來在論文與專業上能看到他更上一層樓的表現；校閱期間也不斷進行討論與確認，以求全書翻譯風格與詞彙的統一。最後，本書雖然盡力求完善，難免才疏學淺，仍有不適之處，還請讀者與先進們不吝指正。

黃政昌、唐國章於中國文化大學心理輔導學系

2021 年 2 月

第 1 章　　囤積症介紹

這個治療計畫的背景資料與目的

　　人和物品的關係可以從純實用性到強烈的情感性。在過去 50 年，人們所擁有的物品數量急速上升。對大多數人來說，個人物品是一種安全感、舒適及快樂的來源。但當一個人失去從個人物品中分辨哪些是有用或有價值的能力時，這些物品會猶如監獄般令他們的生活變得複雜。差不多每一個人都會保留可有可無的物品，但當這些物品侵占了我們的生活空間時，我們通常不再留戀這些物品，並將其掃出家門，而對於患有囤積症（hoarding disorder, HD）的人，這卻是一個困難的舉動。個人物品對他們而言，永遠不會認為這些物品是不需要的或不必要的，丟棄這些物品更是難以忍受的情緒折磨。對比起丟棄物品，部分個案認為與配偶離婚、與孩子斷絕關係，甚至承受生命危險來得更加容易。雖然有這個問題的人過分依賴他們的物品，但實際上他們從中獲得的樂趣很少。更正確地說，他們的收集行為是無止境的，直到有一天，雜物已阻礙他們的正常生活。這個治療最主要的目標是讓患有囤積症的人重獲物品在他們生活中的正向作用。這本手冊是超過 20 年研究的集合，用於理解囤積症並針對眾多的要素建立一套有效的干預。這套干預計畫是由美國國家精神衛生研究院（National Institute of Mental Health）資助的治療發展項目結果。

　　這裡有一個關於用語和術語的建議，我們建議避免使用令個案感到侮辱的用語。在電視和很多新聞節目都稱囤積的人為囤積者（hoarders），

但這個用詞用於形容人而不是行為，我們也認為與個案工作時應避免這個詞。實際上，個案有時會抗拒承認自己是「囤積」（hoarding），並且比較喜歡「節省」（saving）、「收藏」（collecting）或「雜亂」（cluttering）。在治療早期階段，與個案用詞的一致可以幫助建立治療這個問題必要的信任關係。與此相符的是，囤積個案也經常反對以治療人員的價值觀談論那些個人物品，而非個案自身的看法。例如，將物品稱為「垃圾」或「廢物」通常會導致情緒反應，而漠視物品的客觀價值。嘗試用個案的用詞或選擇用中性詞語如：「你的東西」或「在你客廳的物品」。

干預建基於治療人員和個案之間的合作，以實現對個案囤積問題的共識。雖然這本 12 個章節的手冊提出了一系列的干預方法，但我們並沒有提供整個療程的架構，而是採用模塊化方法，因為有許多因素都可能導致個案的囤積症狀，所以難以提前明確地訂下干預的順序。我們強烈建議治療人員在開始治療前先讀完所有的章節。在完成基本評估和個案概念化後，確定囤積的哪些方面需要優先處理以及使用什麼方法。充分理解個案的囤積問題有助於理解他們在崎嶇不平的治療歷程中努力克服非常強烈的情感依附和強硬的信念，並朝著消除家園中破壞性的雜亂為目標邁進。

本手冊對囤積進行了相當詳細的描述，使治療人員能夠診斷、理解囤積問題，並回答個案和家庭成員的基本問題。在嘗試提供有效的干預前，我們考慮到這些重要資訊有助於消除對於囤積行為的誤解。接下來的幾個章節是為了治療人員進行干預的準備，本手冊的第 2 章回顧了治療的實證基礎。第 3 章涵蓋了評估這個問題的方法，以及幾種以此為目的的圖例。第 4 章談到治療人員和個案合作概念化囤積症狀，理解囤積症狀當下是如何發展和發生的。第 5 章討論了囤積的一個重要問題：改變的矛盾，包括了最初用於藥物濫用所制定的訪談對策的動機加強方法。第 6 章針對治療的準備和計畫選擇建基於個案概念化的訪談方法。

接下來的四章中，包含介紹收集、整理和保留問題的核心行為和認知干預措施。第 7 章以減少收集行為的認知行為方法為重點。第 8 章講述治療人員訓練個案的抉擇能力、整理個人物品及如何解決在這個過程中無可避免的問題。第 9 章涵蓋了在整理時習慣不適的練習方法，以及第 10 章概述了重構自動化思考和不合理的信念認知對策。第 11 章提出了處理囤積症個案常見的共病問題和併發症的建議。最後一個章節（第 12 章）則回顧治療方法並提供預防復發的提示。在這些章節中，我們說明了在評估和干預期間使用各種形式來衡量個案的症狀和進展。這些表單可以在《囤積症的斷捨離：自助手冊》（以下簡稱《自助手冊》）取用，也可以在 Treatments *That Work*™ 的網站（www.oup.com/us/ttw）取得。

囤積症診斷

囤積症的第一次系統性研究發表於 1993 年（Frost & Gross, 1993），並且在此之後不久出現了第一個操作性定義（Frost & Hartl, 1996）。在此之後，各種對囤積症的研究團隊大量增加，最主要來自美國和歐洲（Mataix-Cols et al., 2010）。在早期概念化的假設中，囤積症是強迫症（Obsessive Compulsive Disorder, OCD）的一種亞型，例如檢查或清潔行為。但之後的研究指出，囤積症與強迫症在鑑別方法上有所不同。所以研究人員的結論是囤積症是一個獨特的病症，並提出將其定義為單獨的精神疾病（Mataix-Cols et al., 2010; Pertusa et al., 2010b）。在 2013 年 5 月，美國精神醫學會所出版的《精神疾病診斷與統計手冊第五版》（DSM-5）中，囤積症（hoarding disorder, HD）被列為強迫症和強迫症相關疾病章節中的單獨診斷。其他強迫症相關疾病有身體臆形症（Body Dysmorphic Disorder）、摳皮症〔Excoriation（Skin-Picking Disorder）〕及拔毛症〔Trichotillomania（Hair-Pulling Disorder）〕。囤積症的診斷標準如下：

A. 持續地難以丟棄所有物或與之分離，不管其實際的價值如何。

B. 這種困難是來自於覺得有保留這些物品的需求，及對丟棄物品會感到苦惱。

C. 丟棄所有物的困難導致物品的囤積，致使居住場所擁擠、凌亂不堪，以致於無法有效地使用居所。如果居住場所並不凌亂，這僅是因為第三者的干預（例如：家庭成員、清潔工、權威人士）。

D. 囤積症的症狀引起臨床上顯著的苦惱，或在社交、職業及其他重要領域功能減損（包括維持自己和他人環境的安全）。

E. 囤積症的症狀無法歸因於另一身體病況〔例如：腦傷、腦血管疾病、普瑞德—威利症狀群（Prader-Willi Syndrome）〕。

F. 囤積症的症狀無法以另一精神疾病的症狀做更好的解釋（例如：強迫症的強迫思考、憂鬱症造成的精力減低、思覺失調症或其他精神病症的妄想、認知障礙症的認知功能缺損、自閉症類群障礙症只關心特定事物的表現）。

特別註明：

　　過度收集（with excessive acquisition）：假如丟棄所有物的困難伴隨著過度收集一些不需要的或沒有空間可存放的物品。

目前表現囤積信念和行為的特徵是：

　　良好或尚可（fair）**的病識感**：個案認為囤積症相關的信念和行為（有關丟棄物品的困難、雜亂、或過度收集）是有問題的。

差的病識感：即使有相反的證據，個案仍大多相信囤積症相關的信念和行為（有關丟棄物品的困難、雜亂、或過度收集）是沒有問題的。

沒有病識感（或具妄想信念）：即使有相反的證據，個案仍完全相信囤積症相關的信念和行為（有關丟棄物品的困難、雜亂、或過度收集）是沒問題的。

診斷標準有幾個特徵值得注意。首先，丟棄困難是主要的行為問題。雜物是人們在評估囤積時注意到的第一件事，它指的是家庭的狀況，並且是行為問題的結果。治療必須集中於改變行為問題（如果有難以丟棄和過度收集的狀況）。解決清理和整理雜亂的問題可以在治療中解決。而在治療範圍之外的解決方法（例如：清潔服務等）可以暫時改變家庭的狀況，但是不會解決行為問題，並且可能造成與個案建立信任關係的問題。

丟棄困難必須要持續一段時間才能符合診斷，不然有可能只是短期內的問題（例如：繼承已故家人的財產；最近遷往新家）。此外，在囤積症中，所囤積的物品不論真實價值或客觀價值都是無關重要的，關於囤積的一個常見誤解是，它只是保留一些無用或磨損的東西。囤積的物品具有不同的客觀價值，並不局限於其他人認為毫無價值的東西。許多囤積症案例會討論到充滿新衣服及價格標籤還沒除掉的物品的房間。

診斷標準B是指個人對物品的需求。這是囤積症的核心問題，理解這個問題是治療的關鍵。對於物品的依附可以從實用性到強烈的情感依附。大多數囤積的人會認為他們的物品是有紀念性（情感）、有幫助的（有用）或內涵（美觀的）價值。這些囤積的原因與大部分人無異，但他們需要更大量及更多不同類型的物品以經驗其強烈的感覺。囤積的人通常有能力丟棄一些物品，但丟棄的過程非常繁瑣和耗時，以至於新收集物品的數量很容易超過被丟棄物品的數量，因此家庭逐漸堆滿了物品。在隨後的章

節中，我們將會概述這些依附的性質和有關個人物品的信念。治療將會把焦點放在這些依附上。

　　診斷標準 C 詳細講述了 A 和 B 的結果──累積物品隨之而來的是擁擠和混亂。這裡有兩件事很重要。第一，雜亂必須占據家庭的常用活動區域，如果它僅限於閣樓、地下室、壁櫥或儲存設施，則該標準尚未達到。第二，雜亂必須嚴重損害該使用空間原本的功能。換句話說，正常功能是有困難的或不可能執行的（例如：在餐桌吃飯）。有些警示應該注意，就是如果雜亂並不嚴重是因為還有其他人整理這些雜亂，那麼仍然需要進行診斷。雜亂的呈現某種程度上是反映了管理個人物品的能力（Wincze, Steketee, & Frost, 2007）。

　　囤積症的潛在影響範圍很廣。嚴重時，囤積症可以令家居變得不安全，大量易燃材料（例如：報紙、雜誌）的存在或許會導致火災一發不可收拾，同時物品的堵塞會令屋內逃生的能力受限，與非囤積房屋相比，囤積房屋的生命損失和火災成本要高得多（Lucini, Monk, & Szlatenyi, 2009）。囤積還可能導致感染、骯髒的環境及健康問題（Frost, Steketee, & Williams, 2000a; Norberg & Snowdon, 2013; Tolin, Frost, Steketee, Gray, & Fitch, 2008a），囤積症個案的生活品質明顯受損，特別是在安全和生活條件方面（Saxena et al., 2011）。囤積症似乎也影響到工作（Tolin et al., 2008a），家庭衝突和婚姻破裂是囤積症個案的個人生活特徵（Tolin, Frost, Steketee, & Fitch, 2008b）。在開始治療之前，這些領域都需要仔細評估，以確保優先針對最嚴重的症狀進行治療。

　　一些醫療和精神疾病都可能導致囤積行為，在診斷時必須排除這些可能。診斷標準 E 和 F 中提到的每個條件都可能導致囤積並會妨礙囤積症診斷。例如：某些強迫信念和強迫行為可能會導致物品的累積，但卻不具備

囤積症的特質。污染強迫症狀（contamination obsessions）可導致無法觸摸認為是污染的物體，類似地，有時會放棄在處理物品前所需的強迫檢查，從而導致大量物品的累積。在這種情況下收集的物品通常比典型的囤積症案例更奇怪和像垃圾一樣（Pertusa et al., 2008）。目前尚不清楚本書描述的干預措施是否適用於由這些條件引起的囤積行為。

收集行為說明

過度收集不在主要診斷標準之中，但囤積症的診斷需要說明囤積行為是否伴有過度收集。關於囤積行為的過度收集研究表明，絕大多數囤積症個案是過度收集物品的（詳見 Frost & Mueller, 2013 綜述），在多份研究報告中，有 60% 至 100% 的囤積行為有過度收集的情況出現。在否認有過度收集行為的囤積症個案中，大多數報告顯示他們過去曾有過收集問題（Frost, Rosenfield, Steketee, & Tolin, 2013）。有些否認有收集問題的個案，在治療的過程時，當他們避開那些會激發他們強烈收集衝動的地方時，就不會出現問題。而他們採取的逃避行為可以是避開商店的陳列櫃、商店、特定的街道、城鎮的某一區域或是整個城市。

有兩種形式的收集行為最為突出：強迫性購物和過度收集免費物品。強迫性購物發生在各種環境中，包括門市、網路及社區（例如：舊物出售或車庫拍賣）。而過度收集免費物品的行為包括收集贈品（例如：促銷品）、留在街道上的物品及垃圾桶和垃圾箱中的物品。有小部分囤積症個案會有偷竊行為出現（Frost, Steketee, & Tolin, 2011b）。收集行為通常與正向的感覺（甚至興奮）有關，這些感覺會加強行為並使其難以減少。不論過去還是現在的這些收集行為都必須小心評估所伴隨的逃避行為。

病識感說明

第二個特別的考量是病識感高低。很多會囤積的人並不認為他們的行為是不合理的（Frost, Tolin, & Maltby, 2010; Tolin, Fitch, Frost, & Steketee, 2010a），特別是中老年人（Hogstel, 1993; Kim et al., 2001; Thomas, 1997）。一項關於向衛生部門投訴囤積問題的研究表明，投訴中被證實囤積的人，只有不到三分之一願意與衛生部門人員合作，並且只有一半的人意識到家中並不衛生（Frost et al., 2000a）。一個多樣本的研究指出，超過一半的家庭成員認為他們家中的囤積愛好者並沒有病識感或實際上在囤積行為方面存在妄想。據強迫性囤積的觀察，缺乏病識感或許會導致高的中途放棄率和較差的治療效果（例如 Black et al., 1998; Mataix-Cols, Rauch, Manzo, Jenike, & Baer, 1999）。對於尋求幫助的家庭成員和服務提供者來說，這個問題尤其麻煩。

對於囤積個案，需要仔細考慮有關症狀的信念性質。沒有病識感〔病覺缺失症（Anosognosia）——失去覺察問題的能力〕是相對較少出現在囤積個案的特徵（Mataix-Cols, Billotti, de la Cruz, & Nortsletten, 2013）。幾個相關的現象可能被誤解為缺乏洞察力，例如：對一些不重要的個人物品的重要性有著過高評價的觀念和信念，然而，這些信念是囤積症狀模式的一部分，因此應予以處理。此外，有囤積問題的人似乎對其他人試圖清除他們的物品有強烈的防禦反應（Frost et al., 2010）。這些反應似乎也顯示缺乏洞察力。無論病識感問題的原因為何，改變的動機往往都會受到影響。即使是那些因為囤積而尋求幫助的人，在做出清除雜物的狀況時，也會感到矛盾。因此，第 5 章包括了針對動機問題的專門訪談技巧。

不同的診斷與共病

囤積症必須與其他相似的情況區分開來（綜述參見 Pertusa & Fonseca, 2013）。研究指出，囤積和極端蒐集之間很容易區分，雖然極端蒐集有時也會出現某種程度上相似的收集行為（Mataix-Cols et al., in press; Nortsletten & Mataix-Cols, 2012）。同樣地，與強迫症的鑑別診斷相對容易（Pertusa, Frost, & Mataix-Cols, 2010b）。高達 20%的囤積症個案伴隨強迫症的症狀，可能需要與囤積分開處理。大多數囤積病例都存在強迫性購買——一種衝動控制障礙。出於治療目的，最好在囤積症的背景下將其概念化，而不是作為單獨的共病。

囤積症與其他幾種可能使治療複雜化的疾病相關，多達一半的囤積症個案符合鬱症（Major Depressive Disorder, MDD）的標準（Frost et al., 2011b），並且伴隨著低落的情緒和動機，如果在治療過程中呈現並產生影響，便可能需要解決這些影響因素。與注意力不足／過動症（ADHD）相關的注意力問題（但不是多動症）在囤積症中也很突出（Frost et al., 2011b; Tolin & Villavicencio, 2011），並且可能影響整理能力、在治療療程之外工作以及堅持如分類與丟棄任務。社交畏懼症（Social Phobia）和廣泛性焦慮症（Generalized Anxiety Disorder, GAD）發生在多達三分之一的囤積症病例中，可能需要單獨關注（Wheaton & Van Meter, 2013）。社交畏懼症可能使個案難以得到社會支持，老年囤積症個案的社會孤立感有可能因此而加劇（Kim et al., 2001）。這樣的話，個案可以依靠囤積來保護他們、避免社交互動。與廣泛性焦慮症相關的擔憂可能會使丟棄更加困難。這些複雜並存狀況的評估對於干預規劃和預防復發是非常重要的。在第 11 章提供了多種建議。

囤積行為亦與多種人格問題有關（例如 Frost, Steketee, Williams, &

Warren, 2000b; Samuels et al., 2002），例如：完美主義、優柔寡斷、依賴性和強迫性人格特質。我們還觀察到我們的一些個案有畏避性（avoidant），分裂性（schizotypal）和妄想性（paranoid）。此處所概述的治療計畫包括認知和行為對策，以減少完美主義標準和嚴格的保留與丟棄規則，並減少做出決定時對他人的依賴。當個案表現出偏執的個性特徵時，治療人員必須更加努力地獲得個案的信任，並且放慢干預計畫的速度以調適這些問題。

盛行率、病因及家庭模式

2007 年這本治療手冊首次出版，當時並沒有好的流行病學研究表明囤積症的盛行率。我們當時估計囤積症正折磨 1%至 2%的人。而現在最起碼有五篇不同的流行病學研究其盛行率，結合起來，它們認為囤積症的盛行率是人口的 2%至 6%之間（Bulli et al., 2013; Iervolino et al., 2009; Mueller, Mitchell, Crosby, Glaesmer, & de Zwaan, 2009; Samuels et al., 2008; Timpano et al., 2011）。這使囤積症成為最常見的精神障礙之一。

對囤積症的發病和病程研究表明症狀從早年開始（Grisham, Frost, Steketee, Kim, & Hood, 2006; Tolin, Meunier, Frost, & Steketee, 2010c），通常在 11 至 15 歲之間發病，很少在 25 歲以後才發病，並且囤積問題在發病後幾十年內都不會變得嚴重。大多數的病例都是 40 歲時有中度或重度的囤積行為，嚴重程度幾乎沒有降低（Tolin et al., 2010c）。在某些情況下，創傷會導致囤積，通常較晚的年齡才會發生（Grisham et al., 2006）。囤積症與負面事件的頻率增加有關，有時創傷性的生活事件也會有所影響，但與創傷後壓力症（PTSD）無關（Frost et al., 2011b）。

儘管一些流行病學研究表明男性比女性更容易有囤積問題，但證據優

勢表明沒有性別差異（Steketee & Frost, 2013）。囤積症的個案不但難以步入婚姻，也容易落得離婚收場（Samuels et al., 2002; Kim et al., 2001）。獨自居住在自己家中的個案，他們對於囤積的改變可能會有困難，因為家中沒有人鼓勵他們。

囤積會出現在家庭中（Samuels et al., 2002; Winsberg, Cassic, & Korran, 1999），並且越來越多的證據表明有遺傳成分（Hirschtritt & Mathews, 2013）。這表明很多來尋求幫忙的人有同時也在參與（並且可能寬恕）其囤積行為的家人。這對於一些個案來說是一個問題，就是當家庭中只有一個人想改善囤積行為時，同在家庭中的其他人並不想改變，並且對治療人員的干預不滿意。神經心理學和神經影像學研究報告了囤積症案例在眶額皮質（orbitofrontal cortex）、背側前扣帶回皮質（dorsal anterior cingulate cortex）和上顳區（superior temporal regions）的異常活動，以及其規劃、後效學習及持續專注，都存在著工作功能缺陷。這些發現與囤積個案決定問題的臨床報告一致，並且會在第 8 章描述決定和其他認知技能方面的培訓。

特殊性

有時，囤積造成骯髒的環境，更會對住戶造成嚴重的公共衛生問題（Norberg & Snowden, 2013）（參見第 3 章中的評估骯髒的問題）。在這種情況下，公共衛生官員或其他機構可能會干預處理。另一種嚴重的另類囤積是動物囤積，定義就是積累大量的動物，通常超過 20 隻，並且不是為了繁殖或銷售為目的（Ayers & Patronek, 2013）。這樣的「主人」未能為動物提供適當的生活環境，如過度擁擠或不衛生的生活條件、獸醫護理和／或營養不足以及動物的不健康狀況。即使他們顯然無法提供適當的照料，大多數囤積動物的人也不願意將動物交給其他人監護。動物囤積通常

透過鄰居向動物控制機構等法律機關的投訴來確定。本手冊並非旨在解決動物囤積問題，因為目前探究這個問題成因（例如 Steketee et al., 2001）以及如何治療的研究有限。更多相關動物囤積的資料，可以在動物囤積研究聯合會（Hoarding of Animals Research Consortium, HARC）的網站（www.tufts.edu/vet/cfa/hoarding）上查看該組織發布的 Angell Report（2006）。

治療計畫

接下來的章節回顧在認知行為模式建立前所用於囤積的幾種治療方法（行為取向、藥物取向），以及這些療法的成功程度，接著是描述根據上述的症狀去理解囤積症的認知行為模式。如第 2 章所述，從這個模式所引申出來的認知行為治療（CBT）方法已被研究證明是有效的。

第 2 章　囤積症的實證治療

囤積症的認知行為治療的發展

　　這裡所描述的干預計畫源於我們與個案合作以獨立案例和小組設計進行深入研究。接受治療的個案表現出中度至重度的囤積行為，並且會出現如前所述的多種合併症，包括鬱症、注意力缺陷障礙，有時還有問題的人格特質。有些人在就業和社交生活中具有很強的功能，但他們在嚴重雜亂的生活空間掙扎著，使家中的人有家歸不得（除了洗澡和睡覺），其他在工作、社交和家庭表現出有障礙的人對干預有所反應，但有時整體改善較少。雖然我們建議有嚴重症狀的個案接受經驗豐富的治療人員治療，這些治療人員可以在囤積症個案身上發現人格特質和動機問題，但新手治療人員也可以有效地提供這種治療（Turner, Steketee, & Nauth, 2010），並且還可以在家訪期間擔任支持及指導的角色（Muroff, Steketee, Bratiotis, & Ross, 2012）。Davidow 和 Muroff（2011）認為有囤積問題困擾的人希望有值得信賴並具備良好聆聽技巧的教練（學生、同儕、家人或朋友）來幫助他們整理自己的物品。

　　雖然治療內容與其他病症的認知行為治療方法有些相似，但在我們前導試驗和等候名單的對照試驗中，每四次療程會有一次在個案家中，通常持續 1.5 至 2 小時。囤積的長期性和相關的動機困難使我們得出結論，在大多數情況下，在家中工作對於成功的結果非常重要（儘管不是全部案例）。我們建議當治療人員無法定期家訪時，可以去辨識能幫助個案在其

家庭環境中實施治療方法的替代家訪人員。本手冊中所描述的程序已證明對囤積症有良好結果，如下面所述。

認知行為治療用於囤積症的實證研究

根據我們強迫性囤積的認知行為模式，針對治療囤積症所設計的認知行為治療顯示出的良好預估與早期令人失望的囤積症治療結果相反（Frost & Hartl, 1996; Frost & Steketee, 1998）。Hartl 和 Frost（1999）報告了一個單一個案實驗設計的成功結果，該實驗採用改良的認知行為治療方法，對一位有長期囤積問題的 53 歲女性進行了研究。使用類似的方法，Cermele、Melendez-Pallitto 和 Pandina（2001）也報告了一名有慢性囤積症的 72 歲婦女的成功結果。我們還發現七個個案以獨自或團體形式使用 Hartl 和 Frost 方法的更新版本（Steketee, Frost, Wincze, Greene, & Douglass, 2000）獲得一定的成效。這七名個案均患有鬱症和／或社交畏懼症，其中四名在 20 週（15 次療程）干預後有適度改善；有四名個案繼續接受個人治療，其中三名在一年後續跟進中持續改善。在個案自評進步的結果顯示，收集行為、改善能力的信心及認知自己錯誤觀念的改善最大。

早期的工作中，Saxena 等人（2002）報告了在一項為期六週的干預計畫中使用 Hartl 和 Frost（1999）針對囤積的認知行為治療模式加上血清素回收抑制劑（SRI）藥物治療的組合，取得了很好的成功。與其他試驗一樣，沒有囤積行為的強迫症個案比囤積問題的個案改善得更多，但後者在干預後的耶魯—布朗強迫症量表（YBOCS）評分顯著降低（平均 10 分）。他們的結論是針對囤積的特徵量身定制的多模式干預導致了明顯的改善，選擇性血清素回收抑制劑（SSRIs）或可幫助個案更容易地忍受認知行為治療。

我們（Tolin, Frost, & Steketee, 2007a）在一項公開試驗中測試了本手冊中描述的早期版本的方法，其中 10 名個案（全部女性，平均年齡 49 歲），她們主要伴隨著囤積問題，在 6 至 9 個月的時間內總共完成了 26 次療程。每四次療程就有一次在家中進行（或偶爾在收集環境中）。治療人員是在認知行為治療方法上經驗有限的研究生，均由作者培訓。個案整體囤積嚴重程度（global measures of hoarding severity）（28%）顯著下降，在丟棄困難評級（提升 25%）、收集評級（提升 37%）、雜亂評級（提升 25%）以及在觀察雜亂度量表（提升 31%）。在 50%的治療完成者中，治療人員將個案評為「好」或「非常好」的改善。無論如何，完全緩解囤積行為和雜亂是罕見的，並且在認知行為治療方法的初步測試中仍然存在大量殘留症狀。

本手冊在第二次等候名單的控制的研究之前進行了修訂，我們不論是治療還是 12 週的等候名單後的治療，都隨機分配了至少中等程度的囤積問題個案（Steketee, Frost, Tolin, Rasmussen, & Brown, 2010）。如果參與者表現出顯著會影響學習的認知損害、精神藥物治療不穩定，或者無法持續參與相對冗長的干預，都會被排除在外。心理學和社會工作的博士生，由作者密切培訓和監督，遵循本手冊中描述的格式提供 26 次療程。治療時間為 9 至 12 個月。與我們的前導試驗研究相比，14 名個案中有 4 名（29%）提早停止治療，在該研究中，中途退出率僅為 10%。個案平均年齡為 54 歲。接受治療的個案在第 12 週顯示出囤積症狀顯著減少（15%至27%），表現優於等候名單個案（2%至 11%減少）。26 次療程後，37 名個案接受了全面治療，根據測量結果，他們的囤積症狀減少了 27%至39%。71%的治療人員評估他們的改善程度為「好」或「非常好」，而81%的個案也將自己評為這些類別。這些數據表明基於本手冊中所使用的方法有非常正面的結果。

我們在治療後追蹤 31 名個案 3 至 12 個月，並研究長期維持以及預後結果（Muroff, Steketee, Frost, & Tolin, under review）。治療後有顯著改善的個案能夠在追蹤時維持這些成果，治療人員和個案的臨床整體改善（clinical global improvement, CGI）評為「好」或「非常好」的百分比為 62% 和 79%。在治療開始時更嚴重的囤積和更差的一般功能預示了更低的效果（如預期一樣）。完美主義也是不良結果的重要預測因子。指導改善囤積的治療，還需要更多針對結果和預測因子的多樣本研究。

目前，我們沒有來自不同背景人群應用認知行為治療囤積症的普遍性資料。我們的樣本有男性（25%）和來自不同背景的女性（五個非裔美國人、一個亞洲人及一個拉丁裔），但樣本太小，無法確定性別或種族的任何影響的差異。在我們的印象中，男性和女性的結果沒有差異，而我們的非裔美國個案確實有效。

強迫性囤積的認知行為治療模式

強迫性囤積的認知行為模式是以我們對該問題的研究和臨床經驗為基礎，因此這是一個正在進行的工作。儘管如此，許多研究都支持該模式的各種特點（詳見 Frost & Steketee, 2013）。該模式假設收集、保留和雜亂的問題源於(1)個人易脆性，包括過去的經驗和訓練、一般的負向情緒、核心信念及訊息處理問題。這些易脆性導致(2)對個人物品的觀念，繼而導致(3)正向和負向的情緒反應，接著觸發(4)收集、丟棄及保留困難的囤積行為，以及雜亂。這些行為透過收集和保留獲得正增強或者透過逃避悲傷、焦慮和／或內疚的負向情緒來減弱。整個模式如圖 2.1 所示。這個模式（Steketee & Frost, 2007）用於圖解說明個案內在多種囤積元素的變化。在第 4 章，我們提供了此模式的簡化版本，適用於個人個案。

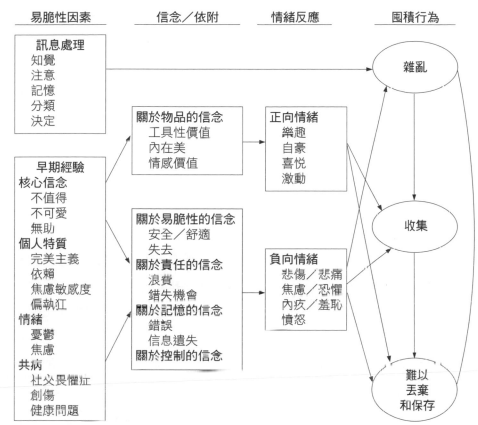

易脆性因素　　　　信念／依附　　　情緒反應　　　　囤積行為

訊息處理
知覺
注意
記憶
分類
決定

雜亂

關於物品的信念
　工具性價值
　內在美
　情感價值

正向情緒
　樂趣
　自豪
　喜悅
　激動

早期經驗
核心信念
　不值得
　不可愛
　無助
個人特質
　完美主義
　依賴
　焦慮敏感度
　偏執狂
情緒
　憂鬱
　焦慮
共病
　社交畏懼症
　創傷
　健康問題

關於易脆性的信念
　安全／舒適
　失去
關於責任的信念
　浪費
　錯失機會
關於記憶的信念
　錯誤
　信息遺失
關於控制的信念

負向情緒
　悲傷／悲痛
　焦慮／恐懼
　內疚／羞恥
　憤怒

收集

難以
丟棄
和保存

圖 2.1　強迫性囤積模式

　　此模式的組成將在第 4 章進一步描述如何評估與囤積相關的易脆性因素、有關物品的信念、情緒及行為。第 4 章闡明如何為囤積症的個案構建特定模式。

認知行為治療用於囤積症的優缺點

　　這裡描述的囤積治療計畫風險很低，並且我們相信潛在的好處遠遠超過了風險。風險包括遭遇創傷性記憶和未解決的悲傷反應（例如：過往的

性侵、失去童年）會引發強烈的情緒，並需要額外的臨床時間來幫助個案處理他們的感受。另一個風險是，治療人員會接觸到因為虐待或被忽視的兒童或老人（包括老年個案的自我忽視）的家居環境，從而觸發強制通報機制。治療人員應警告個案，如果評估表示兒童或老年人生活在可能損害其健康或安全的家庭條件下，則他們必須向有關當局報告這些問題。根據我們的經驗，政府單位通常會配合囤積行為的治療工作，並且同時給予軟硬兼施的策略，以提升個案治療的動機。第三個問題是骯髒的程度，這可能需要治療人員在家中時戴口罩或防護衣，或要求衛生人員幫助清除可能導致健康問題的廢棄物。

在我們最近的研究中，根據治療結果的描述，治療早期的成效是顯而易見的。治療需要時間並且個案可能會得到改善，或許在干預結束時無法痊癒。無論如何，大多數人都會大大減少雜亂、丟棄困難和過度收集的問題，並且已經獲得了獨自或在教練的幫助下繼續工作的重要技能。全面的干預方法通常具有改善自尊、情緒和功能的正向副作用，並且達到囤積行為和雜亂的改善。

替代干預方案

目前，很少有替代療法被認為是有實證基礎的。在大多數情況下，一般的暴露不反應法（exposure and ritual prevention, ERP）對強迫症症狀似乎不起作用（Abramowitz, Franklin, Schwartz, & Furr, 2003）。本手冊描述的治療方法已經以小組形式使用並取得了良好的成效（Muroff et al., 2009, 2012），現在可以在 Oxford *Treatments That Work* 系列中的手冊形式取得（詳見 Muroff, Steketee, & Underwood, 2014）。此外，基於這些原則的高度結構化、便利化的支持團體已經表現出一些希望（Frost, Pekarava-Kochergina, & Maxner, 2011a; Frost, Ruby, & Shuer, 2012）。我們的許多個案

都經歷過機構或親屬的強制清理。他們強烈的憤怒和傷害反應以及與囤積的持續鬥爭，表明這不是一個有效的選擇。這種清理工作只應在健康和安全需求上使用，在涉及物品的抉擇過程中盡可能多讓有囤積問題的本人參與。

藥物的作用

一些研究者報告了在回顧性研究中使用選擇性血清素回收抑制劑（SSRIS）的結果不佳。在 Black 等人（1998）的大樣本研究發現，囤積症狀是藥物無效最有力的預測因子，並且 Mataix-Cols 等人（1999）發現越嚴重的囤積所預期的結果越差。Winsberg 及其同事（1999）也報告了強迫性囤積個案對藥物治療的反應不佳。然而，在一項前瞻性研究中，Saxena、Brody、Maidment 和 Baxter（2007）報告了 SSRI 帕羅西汀（paroxetine）對囤積和非囤積的強迫症個案產生了類似的效果，儘管兩組改善都不大。在最近的一項小型非對照試驗中，Saxena（2013）報告了文拉法辛（venlafaxine）的良好結果。我們自己的治療研究沒有包括接受 SSRI 或其他藥物的個案，因此我們無法提供有關藥物與此處描述的認知行為治療方法相結合的有用訊息。

干預計畫的大綱

這種認知行為干預計畫設計為 26 週的療程，大約為 6 個月。而對於輕度囤積的情況，療程次數或可變更為 15 次的療程，至於嚴重囤積的個案則可能需要30次或超過一年的時間。治療的持續時間可能與動機因素、雜亂物的數量、令進展緩慢的共病，以及協助整理家居的助理有關。認知行為治療干預各方面的大致療程次數如下：

- 評估：在治療初期的二至三次。

- 個案概念化：評估後的二次。

- 練習有限度收集：二至三次。

- 技能訓練：二至三次，包括整理和問題解決技能，在其他療程期間根據需要重複。

- 分類和丟棄練習及認知治療：15 次；在分類和決定過程中根據需要增加認知方法。

- 動機訪談以解決矛盾心理和低病識感：在數次療程中處理，特別在治療的早期。

- 預防復發：最後二次。

　　理想情況下，治療過程是每三週的治療室療程搭配一個月一次的家訪或到訪收集地點。我們建議你在開始時至少進行一次家訪，以了解囤積環境、特徵及嚴重程度。但是，如果你無法定期訪問住家，請考慮「教練」是否能夠在家中或收集的場景協助個案。教練可以是朋友或家庭成員，個案需要認為他們是支持性的、有幫助的及可靠的，或者他們可以是學生、專業整理者或其他個案願意聘用幫助他們在家中練習的人。

　　前兩個評估療程可能需要大約 1.5 小時，此後，每次治療室訪談時間約 1 小時，從家中整理好一箱或一袋的東西帶來治療室。而家訪通常會持續 2 小時。我們在住家中進行了兩到三次成功的「馬拉松」療程，或是在一個受到密切監督的清潔人員幫忙下進行「清理」。這些療程產生了實質性進展以增強動力，幫助個案應付不知所措，以及幫助個案鞏固技能，使其能更加獨立地處理剩餘的雜亂。

認知行為治療的方式因人而異，因為治療人員根據個案當下的目標和需求並將其重點放在整理、收集及移除物品的三個問題上，制定整理計畫，並且從強制性收集獲得控制感通常比清除物品更容易實現。很多個案因為外界的壓力或雜亂是他們的症狀中最令人沮喪的，而有著更強的動機去清除他們的雜亂。每當有需要時，都要教導技能。在清除雜亂時，認知和暴露策略之間交替是必要的，因為整理和丟棄物品的進展取決於改變想法和減少痛苦。例如，治療人員可以先對廚房中的物品進行分類，利用認知策略作為問題信念的表面，然後將焦點轉移到收集行為，就像個案需要立即為家庭成員購買生日禮物但擔心失控。

療程架構

每個療程遵循下面簡要概述的基本格式。個案使用《自助手冊》第 12 頁中的「個人療程表」（Personal Session Form）在治療之間進行記錄。這些表單可以記錄個案在治療期間學到什麼，並且在預防復發期間，可以幫助回想有幫助的治療方法。治療人員簡要地（5 分鐘）詢問上一次治療期間情緒、最近事件及討論重要問題，然後與個案一起確定療程的應辦事項。鼓勵個案表達自己的意願，如果應辦事項似乎過長，一次訪問不足以處理，則優先考慮把相對不重要的事項放到下一次療程中。務必在療程的早期討論之前的作業，以強調其重要性。

在此之後，介紹應辦事項的主題和干預策略，以確保在可用時間內涵蓋所有的要點。在得到任何新資訊之後，請個案總結他們所學到的以加深他們的理解。每週新的作業可以在討論期間制定，也可以在療程結束時設計，以切合所包含的主題。個案應在他的個人療程表上寫下作業，防止不確定性和減少逃避家庭作業。療程結束時，個案總結所有涵蓋的內容。然

後詢問有關該次療程的反饋（「你對今天的療程有什麼看法？我有沒有做過什麼或說過什麼讓你覺得困擾？」）鼓勵個案誠實地對待他們的反應。治療人員應填寫自己的「治療人員晤談表」（第3章），以保持準確的記錄，以備將來參考。

《個案自助手冊》的使用

　　搭配的《自助手冊》包含遵循本手冊格式，但給個案更簡潔的資訊和說明，以及所有用於治療和家庭作業的表格的空白版本。包括用於評估的量表、「個人療程表」用於記錄和作業、用於記錄自然發生的想法和信念的各種表單、個案概念化治療目標、整理計畫、行為實驗、認知技術以及在治療期間的干預學習列表。因此，《自助手冊》加強了治療期間學到的知識，並且這是治療的關鍵部分。治療人員應告知個案要閱讀的部分和要填寫的表單。書籍很容易在雜亂中的家裡弄丟，因此定期參考《自助手冊》至關重要，這樣個案就會習慣於把它帶到所有療程中。討論他們存放《自助手冊》的位置，以免失去它的蹤影。

第 3 章　評估囤積

（對應《自助手冊》的第 2 章）

需要資料

- 用於家訪的攝錄影機
- 治療人員晤談表
- 囤積訪談表
- 囤積評定量表
- 儲存量表修訂版
- 雜物影像評量表
- 儲存認知量表
- 日常生活囤積量表
- 安全問題表
- 家居環境量表
- 個人療程表（在《自助手冊》）

大綱

- 制定應辦事項
- 完成評估檢測（見附錄）
- 在前四次療程期間進行家訪
- 與個案一同選擇一位家庭成員或朋友擔任「教練」角色
- 討論家庭作業

本章將引導你在開始正式干預之前完成評估囤積症狀和相關問題。這應該需要二到四次療程，具體取決於個案的複雜程度，但在一些動機有限的複雜個案，它可能需要四次以上的療程。毫無疑問，在開始治療之前，你需要理解個案各方面的狀況，以更加了解你的個案以及所面臨的囤積問題。這是大多數認知行為干預都會需要——當你實際進行治療時會有更多的理解。第 4 章會幫助治療人員根據評估的症狀建立一個用於理解個案的模式。

當你開始評估個案的症狀時，請詢問他們喜歡用什麼詞語來描述他們的問題。分類和丟棄物品可能被稱為「去囤積」、「去雜亂」、「清除雜亂」或其他詞語。「放手」、「分開」、「移除」或「擺脫」物品可能會比「放棄」物品更可取，因為後者對許多個案來說意味著浪費，但不包括回收、轉售或贈送。替代詞都由個案選擇。

評估計畫

如果你可以配合的話，可以在治療室進行第一次評估療程，約 90 分鐘，第二次療程則在個案家中，約 1.5 至 2 小時。可以在治療室安排額外約一個小時的評估療程。而家中療程可以包含與同住在家中的已成年家庭成員進行討論，如本章後面所述。

在第一次治療室訪談時，向你的個案提供包含各表單的《自助手冊》，並指示個案將其帶到每次療程中。在此次和所有後續的療程中，個案可以在《自助手冊》的「個人療程表」中，記錄他們的應辦事項、療程中的重點以便他們回憶、家庭作業以及任何他們下次想討論的議題。提醒他們逐次使用表單很有用，如此他們就養成了這樣做的習慣。你還可以向他們建議這些表單將提供良好的治療紀錄，以幫助他們回憶最有用的治療

方法。詢問個案他們將《自助手冊》存放在家中的什麼位置,以便他們隨時可以找到它。這個問題特別重要,因為許多個案在雜亂中會錯放了一些物品。

使用附錄中空白的「治療人員晤談表」來引導每個療程,並記錄任何在療程討論的特別訊息。一份已完成的範例如下。你可以從附錄中複印空白的表單,或從 Treatments *That Work*™ 的網站(www.oup.com/us/ttw)下載多份表單。

透過你計畫去收集囤積相關的訊息類型來建立協作的應辦事項,包括整理問題、收集及消除雜亂的困難。詢問個案希望在第一次療程中包含哪些議題並將其記錄在應辦事項中。

治療人員晤談表範例

個案: 陳小明　　　療程 #: 　2　　　日期: 11/6/13

基本療程內容: 評估

個案情緒和症狀: 對於開始雜亂的工作感覺良好,在過去一週有一點焦慮, 在專注於工作上稍有困難,沒有明顯的憂鬱。

治療計畫:

1. 檢視自我報告表

2. 完成囤積訪談表

3. 回答小明關於他症狀的問題

4. 討論家庭問題

家庭作業報告: 小明讀完《個案自助手冊》的第 1 章並且完成了指定給他的一半的問卷,記錄了幾個問題。

治療人員晤談表範例（續）

家庭作業完成程度（1 至 6）：　 *6*

（1 ＝從未嘗試；2 ＝嘗試但未完成；3 ＝完成約 25%；4 ＝完成約 50%；
5 ＝完成約 75%；6 ＝完成所有作業）

療程期間討論的症狀和議題：這週的收集——主要是購買了給自己和小孩
的特價衣服

回顧了保存的原因——主要是顧慮失去機會，有時是丟失訊息。

收集、保存、雜亂的影響：財務問題，在錢的運用上與丈夫有矛盾，電力
可能會被切斷，孩子們因為雜亂而幾乎無法睡在床上。

家庭歷史——母親有保存行為，但沒有這麼多，祖母是個喜歡整潔的人。

15 年前在這間房屋中發生過性侵後開始有嚴重的雜混——討論了創傷影
響。

使用過或檢視過的干預策略：囤積評估和澄清關於保留和囤積症狀影響原
因的疑問，探討嚴重程度（中度嚴重），澄清動機的問題表明一些矛盾，
尤其是放棄購物。

指派家庭作業：完成剩餘的問卷。

詢問丈夫下週家訪結束時可不可以討論半個小時。

評論個案的摘要和反饋：個案對開始治療是樂觀的，對問卷和我的評論感
到興趣。

下一次或未來療程的目標：完成評估，也許根據家庭會議從收集行為開始
工作。

在評估階段，透過仔細聆聽個案對於有關他們經歷的問題回應，以盡量減輕他們對治療的恐懼，尤其是關於必須丟棄囤積物品的指望。特別注重在創造功能性生活空間和重拾物品的有用性，而不是放棄物品。當你進行治療時，所需的丟棄量將變得明顯。注意與個案溝通時，不要因為他們的囤積行為（或相關症狀）而責備他們，治療會更有可能成功，但需要耐心、時間及家庭作業。向個案詢問他們對干預的期望和擔憂，並酌情解決這些問題。

治療室評估

大部分評估都在治療人員的治療室進行，包括關於囤積症狀和任何共病問題的訪談。在你的治療室，個案可以完成幾項正式評量，但有些評量應該在家訪期間完成。

評估囤積症狀

「囤積訪談表」（見附錄）中的問題會占滿第一次療程和第二次療程中的其中一部分。該訪談提供了一個模板，用於蒐集有關個案強迫性囤積症狀、損害程度和一般生活狀況的詳細訊息。它還將幫助你為每個個案的囤積症狀建立一個概念化模式。

除了這份訪談表，我們建議使用以下標準化評量來評估囤積症狀的類型和嚴重程度。這些評量都可以在附錄中找到，每個評量的計分鑰亦包含在附錄中。這些表單可以讓個案以自我報告表的方式使用，你可能更希望直接與個案在他們家中一起完成，但具體取決於他們囤積的性質和嚴重程度以及他們自己準確填寫表單的能力。

表 3.1　囤積症和非囤積症樣本在囤積評定量表的切截分數和典型分數

	切截分數 （等於或高於此分數 表示囤積行為）	囤積症個案的 平均數（標準差）	非囤積症個案的 平均數（標準差）
全量表	14	24.22（5.7）	3.34（5.0）
#1 雜亂	3	5.18（1.4）	0.64（1.1）
#2 丟棄困難	4	5.10（1.4）	0.82（1.4）
#3 收集	2	4.08（1.9）	0.75（1.3）
#4 痛苦	3	4.83（1.3）	0.73（1.0）
#5 干擾	3	5.03（1.4）	0.42（1.0）

■ 「囤積評定量表」（HRS; Tolin, Frost, & Steketee, 2010b）是一個簡短的五項題目的量表，用於評估囤積症的主要特徵（雜亂、丟棄困難、收集、痛苦、干擾）。完成「囤積評定量表」需要 5 到 10 分鐘，可以如訪談或自我報告問卷般使用。最佳切截分數（Tolin et al., 2010b）用於區分臨床顯著囤積以及囤積症樣本與社區對照樣本的典型分數，見表3.1。「囤積評定量表」也可以在《自助手冊》中找到。

■ 「儲存量表修訂版」（SI-R; Frost, Steketee, & Grisham, 2004）包含 23 項題目共三個次量表。包括了收集次量表以確定強迫性購買和收集免費物品的程度，雜亂次量表報告雜亂的量和與之相關的問題，以及丟棄困難次量表評量清除雜亂的不適。用於區分臨床顯著囤積的切截分數（Tolin, Meunier, Frost, & Steketee, 2011），以及囤積症樣本與社區對照樣本的典型分數，見表3.2。「儲存量表修訂版」也可以在《自助手冊》中找到。

■ 「雜物影像評量表」（CIR; Frost, Steketee, Tolin, & Renaud, 2008）是一個圖示的評量，包括九張圖片，針對廚房、客廳及臥室做出從 1 ＝沒有雜亂到 9 ＝嚴重雜亂的評分；等級為 3 至 4 或更高表示在臨床上有顯著

表 3.2 　囤積症和非囤積症樣本在儲存量表修訂版的切截分數和典型分數

	切截分數 （等於或高於此分數 表示囤積行為）	囤積症個案的 平均數（標準差）	非囤積症個案的 平均數（標準差）
全量表	41	62.0（12.7）	23.7（13.2）
雜亂	17	26.9（6.6）	8.2（7.1）
丟棄困難	14	19.8（5.0）	9.2（5.0）
過度收集	9	15.2（5.4）	6.4（3.6）

的囤積雜亂特徵。表 3.3 提供了患有囤積症者和非囤積症者的典型分數。個案只需選擇與自家空間最匹配的圖片，即可提供該空間雜亂程度的評級。該評量工具非常易於初步評估雜亂，也有助於在治療過程中進行評量。以全彩色列印時，評量的效果最佳。我們在附錄和《自助手冊》中提供了黑白版本。你可以從 Treatments *That Work*™ 的網站（www.oup.com/us/ttw）下載彩色版本。個案和治療人員都可以為家中的每個空間完成此項評量。此評量表也可以在《自助手冊》中找到。

■ 「儲存認知量表」（SCI; Steketee, Frost, & Kyrios, 2003）是一份共 24 項題目的自我報告問卷，用於評估個案在嘗試丟棄物品時所經驗的信念和態度。四個次量表集中在對物品的情感依附、對物品作為記憶輔助工具的信念、不浪費物品的責任以及對物品控制的需要。表 3.4 列出了有或沒有囤積問題者的平均分數。此問卷也可以在《自助手冊》中找到。

表 3.3 　囤積症和非囤積症樣本在雜物影像評量表的典型分數

	囤積症個案的 平均數（標準差）	非囤積症個案的 平均數（標準差）
客廳	3.7（2.0）	1.3（1.0）
廚房	3.4（1.6）	1.2（0.6）
臥室	4.1（1.6）	1.3（0.8）

表 3.4　囤積症和非囤積症樣本在儲存認知量表的典型分數

	囤積症個案的 平均數（標準差）	非囤積症個案的 平均數（標準差）
全量表	95.9（31.0）	42.2（20.9）
情感依附	37.7（16.0）	14.8（8.7）
控制	15.8（4.2）	8.4（5.1）
責任感	22.3（8.2）	10.4（6.0）
回憶	20.3（8.1）	8.8（4.8）

■ 「日常生活囤積量表」（ADL-H; Frost, Hristova, Steketee, & Tolin, 2013）詢問雜亂程度會干擾個案完成普通活動的能力，如洗澡、穿衣及準備飯菜（共 15 項題目）。題目的評級從 1（可以輕鬆完成）到 5（無法做到）。此量表也可以在《自助手冊》中找到。表 3.5 提供了囤積症和非囤積症個體的分數。

　　我們建議將分數分類為：

　　0 至 1.4：無至極小

　　1.5 至 2.0：輕度

　　2.1 至 3.0：中度

　　3.1 至 4.0：重度

　　4.1 至 5.0：極嚴重

■ 「安全問題表」有助於識別危害人們家庭安全的常見囤積情況。這些問題包括火災隱患、出口堵塞、急救人員能否攜帶設備進入房屋等問題。

表 3.5　囤積症和非囤積症樣本在日常生活囤積量表的平均分數

	囤積症個案	社區對照
全量表	2.20（.74）	1.15（.75）

題目的評級從 1（沒有）到 5（嚴重）。在治療早期評估個案安全是至關重要的（特別是如果有兒童或老人居住），並協助確定治療的優先範圍。任何題目的得分為 2 分或以上都要確保在治療早期注意到該項目。你可以在家訪時完成這些問題。

航髒是一些囤積病例中的一個問題，最好由治療人員在家訪期間進行評估。「家居環境量表」（HEI; Rasmussen et al., under review）包括了 15 個題目，這些項目提供了家庭中航髒問題程度的參考指數。這個量表的題目集中在發霉或腐爛食物的存在、航髒地板、家中的氣味等等。每個題目的評分從 0 ＝沒有問題到 3 ＝嚴重問題。大型網路囤積個案樣本的平均得分為 12.7（標準差＝ 6.9；範圍＝ 0 至 43）。任何題目的得分為 2 分或以上都要確保在治療早期注意到該項目。你也可以要求你的個案完成上面列出的任何評量。如果你的個案在這些評量中，對自己的評分顯著低於你對他的，那麼可能存在明顯的病識感問題，針對這點，你需要使用第 5 章所描述的動機策略進行關注。所有這些評量都包含在附錄中，自我報告的評量也可以在《自助手冊》找到。

確定其他精神問題

一些精神問題通常與囤積症共存，你應該確定它們的存在是否影響囤積問題或治療。這些病症在第 1 章提及過，包括鬱症、社交畏懼症、強迫症和注意力不足／過動症。在治療過程中，憂鬱和注意力不足往往是這些病症中最常見和最棘手的問題。第 11 章提供了管理這些其他精神醫學、健康和安全條件的建議。

計畫家庭訪問

家庭訪問對於確認在治療室訪談期間獲得的印象非常重要。在家訪期間，你可以確定雜亂的數量和類型以及家庭環境是否構成直接的健康或安全威脅。如果可以的話，你也可以與家人見面（見下文）。嘗試在前四次療程中安排家庭預約。我們比較喜歡安排在第二次療程，除非個案不願意同意他們隱私的這種「侵犯」，直到我們建立起更深厚的治療關係。你的個案可能會對此次家訪、在他家中走來走去及拍攝照片，而感到擔憂和尷尬。許多囤積個案多年來沒有訪客，在某些情況下，親戚或當地官員違背他們的意願清除他們的物品。為了減輕他們的恐懼，跟他們描述家庭評估的目標以及你在訪問期間會進行的程序，表示你不會觸摸任何物品，並且所拍攝的任何照片都是個案機密紀錄的一部分。以下類似的說法或許會有所幫助：

> 家訪對我們了解你對你自己所擁有物品的想法和經驗是非常重要的。到目前為止，我已經在治療室訪談期間向你詢問了很多關於囤積的問題。當我們在你家時，我會問你在實際看到你的物品時的感受和想法，和你在家裡通常做的事情以及雜亂如何影響這些事情。我們可以在治療期間拍攝你家的照片，以決定後續步驟並追蹤你的進度。家訪也可以幫助我了解你對家庭和事物的看法和感受。到目前為止，你對整個過程或其他有任何疑問嗎？

居家評估

在第一次進入個案的家中時，無論房屋的雜亂程度或狀態為何，請注意不要做出震驚或沮喪的反應，這可以避免個案擔心你會嚴厲地批評他

們。對於所有的治療療程，依照所建立的應辦事項而開始進行家訪，詢問對上一次療程的反應並檢視所有的家庭作業。本次療程的主要應辦事項是完成對日常活動和雜亂的評估，以及開始與個案計畫干預方法。你可以在家訪期間完成日常生活囤積量表、安全問題表、四處看看有無骯髒問題以及雜物影像評量表。如上所述，你的個案和你自己的分數不一可能反映出對問題嚴重性的認識不足。這些評量將有助於建立治療目標，以改善其功能，當日後動機減弱時，這些目標可能就可以發揮作用。

我們建議拍攝所有房間以捕獲雜亂內容的準確視覺記錄，並提供雜亂嚴重程度評估的基線（baseline），以便在治療期間參考評估進展和用以決定下一個步驟。當個案在一個漫長而起伏的治療過程中感到灰心洩氣時，照片可以實在地看到進展。如果個案住處離治療室太遠，或者無法進行家訪，那麼可以訓練他們自己拍攝照片。計畫對每個房間拍攝兩到四張照片，以捕捉囤積的全貌，並幫助確定個案在治療期間帶哪些物品到治療室療程中進行練習。嘗試設計一種每次都一樣的拍攝方法，在下一次拍照時可以輕鬆與第一張照片進行對比。我們建議以數位形式拍攝，其後列印圖片，並將其儲存在文件夾中，以便在後續療程中可以輕鬆調閱。

決定從何入手

在家庭評估期間或回顧居家照片的某個時刻，與個案一同決定從哪裡開始分類、整理及消除雜亂。這需要討論是否每個房間逐一進行或者一些其他系統性的處理，例如基於物品的類型（像是從所有房間收集所有紙張物品或所有書籍，然後對這些物品進行分類）。我們通常從最簡單的空間開始，或者會為個案帶來最直接好處的空間。例如，一些個案可能更喜歡從走廊開始，因為走廊阻礙了通往他們想要去的其他地方。其他人可能會從廚房開始，因為廚房最不整潔和／或在恢復烹飪或飲食等重要活動方面

好處最大。其他考慮因素，如減少家庭成員的批評或遵守建築法規，也可能有助於做出這一決定。

幫助個案包裝一箱（袋）典型已保存的物品，以便在治療室療程期間使用，學習和練習新技能。這個箱子應該包含各種雜亂物品，例如：垃圾郵件、報紙、雜誌、小物件、收據、票據、票根、衣服、書籍等等。這些物品應主要從治療開始的那個空間中選擇。

與家人討論

當個案與生活受到囤積影響的家庭成員一起生活時，嘗試在第一次或第二次家庭療程期間與個案和家人一起見面，最好是在你檢視過房子並完成雜亂評估之後。我們通常會在療程中保留最後 30 分鐘會談，並要求家人不要在早前的檢視中陪同個案。提前詢問個案安排與家人會談時有沒有特別的考量或安排，並且決定涵蓋哪些主題。如果個案同意，你可以在會談前透過電話與家人聯繫。

介紹自己並解答家庭成員關於你以及治療或其他與囤積有關的問題。詢問家庭成員是否為囤積個案提供相關協助。這些可能包括為個案做分類工作、丟棄個案可能會處理的物品、為個案購買或保存一些他們不買或不保有的物品、保管信用卡以防止超支等等。描述治療計畫，並詢問他們是否願意遵循你的指示，以避免一些可能影響治療進展或家庭作業的事情。如果家庭成員詢問他們應該做什麼，那麼建議他們繼續他們的常規行為，除非你或個案要求更改。

家庭成員對於個案在減少雜亂方面的無效努力是非常關鍵的。提醒他們務必要留意，當個案學習新技能時，他們的進步一定很慢，請他們盡量

避免批評並注意微小的變化。說明改變將會用到幾週甚至幾個月的時間，因為個案必須學習新的做事方式以及如何以不同的方式思考，這需要時間。你還可以詢問家人在改變個案行為方面迄今為止他們的批評是否有效，如果沒有效果，他們願不願意以不同的方式回應以改善囤積？然後提出具體建議，了解什麼時候應避免評價，以及當有所進展時該說些什麼。

詢問住在家中的任何家庭成員是否在收集、整理和清除物品方面也存在類似問題，當個案減少雜亂只是讓家人用他們的東西填滿新空間時，在空間上就會爆發搶地盤（turf wars）事件，可能需要進行一些協商以使個案對家中的某些空間有適當的控制。關於誰有權處理物品和控制家庭空間的問題需要在干預進行時進行討論。最終計畫必須確保個案在解決問題、決定和整理方面使用新技能，以及評估自己的信念和管理他們的情緒反應，以抵抗收集和學習放手。要求家庭成員避免採取特殊措施（做決定、提供不必要的保證、接管垃圾清除的責任及控制收集），這將會阻礙個案學習新的行為。清理空間後，可以協商有關如何處理新雜亂的規則。

朋友或家人的指導和探訪

在干預期間，一些特別冷靜、體貼和有同情心的家庭成員或朋友可以列為正式的教練。與個案討論此計畫，以確定是否有人有資格擔任此角色，然後邀請教練加入個案的其中一次或多次療程中，以概述幫助和提供指導的規則。附錄中的「教練指引」為此提供了書面的建議。

鼓勵個案在治療期間盡早讓訪客進入他們的家中，大多數囤積個案主動避免讓其他人到訪，而且許多人幾十年來一直沒有人來到家中。但訪客可增加清除雜亂的動機和動力，即使有嚴重囤積問題的人也是如此。但是，訪客必須對囤積問題有敏感度，除非被要求，否則不應嘗試提供幫助，訪客的作用是在家中提供常態的交流而已。

家訪期間的特殊問題

嚴重的囤積問題可能使家訪步驟複雜化，雖然很難知道問題有多嚴重，但你可以根據個案的雜物影像評量表評級（6或以上非常嚴重）以及其他措施的雜亂評分來衡量。然而，即使在這些評量上得分適中，你也可能在家中看到不健康甚至危險的問題。如果你的個案有孩子或長者住在家裡，那麼就他們面臨的風險程度和專業上的危險情況通報責任（如果存在的話）進行坦率的討論。這樣的討論應該在家訪前先在治療室進行，並且應該包括有關通報過程的資訊以及你如何幫助他們。重要的是，你的個案應了解其親人的健康和安全可能需要進行比他們預期的更嚴厲的行動。

或者你會認為這是必要的，在家訪之前還需要討論保護你自己的健康和安全的步驟。包括戴手套、防護衣和呼吸面罩，但只有在你覺得有必要時才使用它們。也要有心理準備在家訪期間是沒有地方坐下來和移動的小空間的，預想這些問題將使你更容易完成此次訪問所需的操作。

家庭作業

有囤積問題的人需要特別注重家庭作業。我們注意到一些個案在討論家庭作業時會變得有戒心，這似乎是治療反應的一種形式，其中來自權威人物的任何要求都會被積極抵制。這可能就像教師和學生對「家庭作業」一詞的反應一樣簡單。討論如何決定和構建每次療程之間的工作並且澄清相關詞語，可能會對你更好。

早期評估療程的家庭作業取決於個案的動機和技能的程度。考慮要求個案進行自我教育工作、蒐集某些訊息並且加強自我觀察能力。一般而

言，在所有治療過程中，在你的腦海中思考是否討論主題中的某些方面可能適合於家庭作業，以幫助推動治療。以下是評估療程中一些推薦的家庭作業，但你可能希望根據療程期間的討論從邏輯上設計你自己的作業。要求你的個案：

- 閱讀《自助手冊》的第 1 章以了解更多關於囤積行為的訊息。

- 完成自我報告問卷（例如：「儲存量表修訂版」、「雜物影像評量表」、「儲存認知量表」、「日常生活囤積量表」）；如果需要，還可以完成「安全問題表」和／或「家居環境量表」。

- 整理一箱或一包物品，以便治療室預約進行整理。

- 討論找合適的人擔任教練的可能性。

第 4 章　個案概念化

（對應《自助手冊》的第 3 章）

需要資料

- 閱讀《自助手冊》第 1 章的〈什麼是囤積〉
- 囤積的一般概念模式
- 簡要想法記錄表（可選）
- 收集表

大綱

- 檢閱之前的作業，如：
    - 閱讀〈什麼是囤積〉
    - 完成家中的評估
    - 與家人或潛在的教練討論在家中協助訓練
    - 從家裡整理好成箱或成袋的物品
- 總結評估結果
- 與個案合作建立囤積模式

首先回顧之前療程的材料，包括個案閱讀〈什麼是囤積〉後的疑問，以及與他人關於協助個案在家中或外出的收集練習治療的任何對話。總結迄今為止評估資料的結果，包括在家完成的任何表單。如果個案從家中帶來一箱或一袋物品，請將它們放在一邊供以後使用，如果沒有，請在下一個療程中提出這個要求。

本章將介紹如何與個案協作建構模式，以便讓你了解囤積問題是如何形成以及為什麼會持續發展下去。這過程通常需要一到兩次療程，在療程之間分配家庭作業以收集更多訊息以完成模式。因為隨著練習經驗中會出現新的訊息，所以模式構建在治療中通常是個持續的過程。在這個早期階段，我們可能不會試圖找出個案的核心信念；在雜亂和收集問題的工作中，核心信念會逐漸變得更加明顯。核心信念將在第 10 章討論。

為什麼要發展出囤積的模式？

第 1 章提到，囤積行為是複雜的，源於個人和家庭的易脆性、訊息處理問題、對物品的信念、正向和負向的情緒反應，以及學習行為的結合。評估過程有助於確定個案囤積問題的特徵。現在是時候把這些訊息一起繪製成一個概念模式，解釋囤積症狀的發生過程和原因。表 4.1 列出了在模式發展過程中最常見的因素。

我們主張建構兩種類型的模式：(1)一般概念模式，包括問題的所有面向，以便在治療期間參考，幫助個案了解他們在生活經驗中的行為；(2)一個特定的功能分析，描述實時收集行為或難以消除雜亂的個別事件，以幫助個案理解他們為什麼只是按照他們的方式行事。這兩種模式都直接引導針對模式中發現的問題所制定的干預策略。我們從一般概念模式開始。

表 4.1 有助於發展出概念模式的元素

基本元素	組成部分	例子
個人和家庭的易脆性	囤積家族史	遺傳特質、生物學基礎
	共病問題	情緒低落、社交焦慮、強迫症狀、注意力問題
	父母的價值觀和行為	收集、丟棄困難、在家中雜亂、做出決定、浪費的信念和價值觀、多愁善感
	物理性限制	健康、時間、家庭空間
	不良生活事件	失去照顧者、搬家、剝奪、毆打
訊息處理問題	注意力	難以持續專注於困難的任務
	分類	將物品分組和整理到類別中的問題
	記憶	不良的口頭或視覺記憶導致依賴視覺提示（visual cues）
	感知	對物體有強烈的視覺吸引力、無法注意到雜亂
	聯想或複雜思考	對物品有很多想像或不同的用途、有創意的想法、專注於不必要的細節，無法將重要的細節與不重要的細節分開
	決定問題	考慮到問題的太多方面、矛盾；可能與害怕犯錯有關
物品的意義（什麼賦予它們價值？）	美貌	從不尋常的物品中尋找美貌和美感
	記憶	相信／擔心沒有物品就會失去記憶，或那物品包含或保存著記憶
	實用性／可能性／獨特性	看到所有物品實質上的作用；看到其他人看不到的可能性
	多愁善感	賦予物體情感意義；擬人論
	舒適／安全	感受物品（與行為相關，如購物）所提供情感上的舒適感；物體作為安全感來源（安全信號）
	認同／自我價值的識別	相信物品是人的一部分或代表人可以成為誰；物品作為自我價值的代表
	控制	擔心別人會控制某個人的物品或行為
	錯誤	追求完美般對待犯錯、某種狀況或物品的使用
	責任／浪費	堅信不浪費物品、污染環境或負責任地使用物品
	社交	購買或收集物品提供了其他方式無法獲得的社交聯繫

表 4.1　有助於發展出概念模式的元素（續）

基本元素	組成部分	例子
情緒反應	正向	興奮、快樂、愉悅、舒適、滿足
	負向	焦慮、內疚、悲哀、悲傷、憤怒
學習過程	正增強	保留和收集產生正向情緒
	負增強	保留可以逃開或迴避負向情緒
	囤積行為的影響	防止有機會試驗現有的信念並發展替代信念
行為	囤積行為	收集、保留、雜亂

一般概念模式

　　整理、收集和丟棄問題的概念模式可能略有不同，但他們的元素通常很相似，以至於一個模式就可以充分描述這些特徵。如第 2 章所述，該模式應包括特殊的易脆性、訊息處理問題、物品的意義，以及在收集、整理和消除雜亂的過程中所經歷的情感；該模式還包括這些特徵是如何連接、加強以及維持。我們建議用圖示形式繪製影響因素，再加上箭頭從各個組成的部分導向至產生的情緒和行為。

　　協作發展出模式可以幫助個案從客觀的角度，學習觀察和批判性地查看他們的想法和情感，以便更好地理解它們。因此，模式的建構能使個案邁出第一步，使自身遠離問題並採用更理性，而非純粹的情感立場。模式的發展還可確立個案作為偵探和協作者的角色，與治療人員一起理解和解決囤積問題。為了促進這一點，使用開放式且好奇的提問，例如：「那很有趣，你認為這個想法從哪裡來？」和「你認為這兩個部分是如何連接起來的？」一旦建構出來，概念模式可以在整個治療過程中使用，以確定實現的目標和方法。當然，每當有新訊息出現時，都應該修改模式。

開始構建一般概念模式

閱讀《自助手冊》的第 1 章可幫助提醒個案那些使囤積行為加劇和持續的因素。透過詢問一系列的問題和在囤積訪談表評估時所了解到或家訪期間所觀察到的內容而開始構建模式。

使用附錄中「囤積的一般概念模式」開始記錄個案模式的元素。然後說明後果及其在強化行為中的作用。參見圖 4.1 的示例。起初的工作模式通常需要修改幾次才能準確地獲得完整的圖像。

建構模式還有助於確定干預的目標和重點，例如減低丟失有價值訊息的焦慮、重新評估有關物品責任的信念，以及減少增加雜亂的購物模式。

這是開始晤談的一個例子。

案例片段

治療人員：為了理解你的雜亂問題是如何發展出來的，和什麼原因讓這個問題持續下去，我們發現在紙上繪製一個模式是很有幫助的。對我來說，你對家裡的雜亂感到最不滿意，而且你也有收集的問題，特別是在舊物出售方面。是這樣嗎？

個　　案：是的，我真的需要擺脫一些這樣的東西。

治療人員：好的。那我們首先了解雜亂怎麼發生的以及為什麼你無法擺脫它。首先，我會在這張紙的下方寫上「丟棄困難和雜亂」。在它的上方，我們將會弄清楚是什麼促成了這一點。

個　　案：我通常喜歡在視覺上看到東西，所以沒有問題。

治療人員：很多原因都會導致雜亂。在你的情況，我們已經討論過你的家

族史，你還提到過去一些與雜亂有關的個人事件。那我們在左邊寫一個我們稱之為「個人和家庭的易脆性因素」的方框，然後列出我們認為對促使囤積的事物。你認為在這裡會有什麼？

個　　案：嗯，當我的母親搬走時，我的母親扔掉了我的舊玩具，這真的讓很我傷心，這可能是一個。

治療人員：好，那我寫下「母親扔掉玩具」。還有嗎？

個　　案：嗯，我會對我母親打掃房子乾淨有所反應。你知道，她非常講究，一切都必須非常乾淨。我討厭這麼乾淨。我喜歡有一點雜亂。

治療人員：好的，那我可以寫下「關於整潔的家庭規則」嗎？

個　　案：是的，啊，她永遠不會讓我自己決定我的房間是怎樣。老實說，我認為這是我為什麼難以為我的物品做決定的其中一個原因。

治療人員：好的，那我們可以再寫個「不允許做出決定」。

個　　案：是的，這肯定是其中一部分。還有，我的祖父母的家，我爸爸的父母，他們家裡簡直一團糟，但我的表兄弟和我在那裡玩得很開心，所以也許這也是其中一部分。我想我更喜歡他們的房子。

治療人員：這聽起來很重要。我會寫下「祖父母雜亂的家很有趣」。我這樣寫可以嗎？

個　　案：可以。

治療人員：〔總結以鞏固要點〕到目前為止，我們寫下了過去的一些經歷，這些經歷會使你更容易有雜亂狀況。這裡有你母親嚴格的整潔標準、不允許你對自己的事情做出決定，並且在你祖父母雜亂的家中享受樂趣。聽起來你把整潔與不快樂的情緒連結在一起，另一面是快樂的情緒和雜亂連結在一起。這聽起來對嗎？

個　　案：是的，就是這樣。但現在的我討厭這裡的雜亂，它太超過了。

治療人員：這就是你在這裡的原因。我們可以看看為什麼有一些雜亂的東西會吸引你，這些可能與你逃避清理有關。現在，我們可以談談有沒有其他事情可能讓你容易發生雜亂。還有什麼事發生在你身上？

　　這段對話演示了幫助個案在評估中回憶事件的協作風格。在評估中，個案似乎說出了與致病因素相對應的事件。開放式問句用於引出其他可能性。

易脆性因素

　　上面的例子是以童年的故事作為一個易脆性因素開始的。表 4.1 提供了許多其他需要探討的易脆性因素。依火詢問每一個，特別是在評估期間確定的那些。一旦模式清晰，你和你的個案就可以決定要處理的問題和順序。

　　關於易脆性因素的對話可能如下。

案例片段

個　　案：我不確定，也許我 20 多歲時的那次遭小偷可能有所影響。我感到我被嚴重的侵犯，竊賊拿走了我的東西。我那時候真的很難過。

治療人員：你認為這件事是如何造成現在的雜亂？

個　　案：好吧，我開始會有兩件或三件一樣的東西，以防萬一被偷，還有我會把重複的東西放在竊賊看不到的地方。

治療人員：好的，所以那竊案導致你嘗試確保你的東西有備份，以防被盜。所以你需要更多的東西以防東西被偷的這個想法，到現在還是這樣嗎？

個　　案：是，我認為是。我常常在想，「以防萬一」，你知道。而且，我認為我利用雜亂來阻止某人進來。在那竊案中沒有其他事件發生是因為我不在家，但我開始想如果我在家我可能會受到傷害，並且開始在門附近堆放較重的物品，這樣就可以阻止某人進來。我想這就是為什麼我保留它以便門很難打開。

治療人員：這非常重要，因此我們需要在清除雜亂之前研究安全的問題。把「過去的竊案」放到易脆性因素。此外，我會在「物品的意義」中增加「保留物品以防萬一」以及「雜亂阻止人們傷害我」的想法。我們可以晚點回來看看。

個　　案：是的，我認為那部分很重要。這就是我保留很多東西的原因。

治療人員：好。現在，還有其他任何易脆性的事物嗎？我將說一些問題，如果你認為它們與雜亂問題有關，你就跟我說。憂鬱或悲傷的情緒怎麼樣？你曾告訴我你有這個家族史，你有一段時間的憂鬱症。他們跟囤積有關嗎？

個　　案：我想，當我對某些事情感到沮喪時，你知道，就像我父親去年過世後，我真的根本沒有花太多心力處理雜亂。現在想起來，有時候我低落的情緒令我很難做任何的工作。就像我真的完全不想煩惱。

治療人員：好的，我們會在易脆性因素列表中添加「鬱悶情緒」。你的身體健康如何？有什麼會促使囤積嗎？

個　　案：沒有，真的沒有。我沒有任何真的健康問題。如果我真的病了，我會去睡覺，但很少發生。

治療人員：社交焦慮呢？我們已經談了一點，我知道你避開了一些社交聚

會。雜亂與此有什麼關係嗎？

個　　案：我不確定。我得想一下。

治療人員：好的，不錯的想法，我會把它放在模式的這裡，後面再加個問號。你可不可以在家庭作業中多想想這個問題？

個　　案：好，當然。我可以。

治療人員：很好。那我們把它添加到我們療程表中的家庭作業部分。

訊息處理的部分

表 4.1 列出了與囤積有關的常見訊息處理問題。許多有囤積問題的人有一種或多種症狀，詢問他們是否在這些症狀方面有困難，例如童年的注意力問題和在學時的學習困難。要求個案將他們自己與其他人進行比較，以確定他們是否可能在這些方面存在缺陷。只關注個案有明確證據的明顯缺陷。如果在之後的治療期間出現其他問題（例如：在整理物品的療程中），則在那時修改模式。以下對話演示了提問方法。

案例片段

治療人員：正如你在《自助手冊》中的〈什麼是囤積〉所讀到的那樣，大多數雜亂的人都在處理訊息上面遇到了一些困難。例如，很多人無法長時間專注在工作上，以致無法完成工作。在完成一件事之前，他們會分散注意力和把注意力轉移到別的東西上。你有沒有這個問題？

個　　案：有。其實我的母親曾經抱怨這個問題，我小時候有上過一些特殊的課程——我不確定它叫什麼，但現在我覺得我上的是 ADD 或類似的課程。

治療人員：這個問題與你的雜亂有關嗎？

個　　案：嗯，是的，肯定的。我似乎永遠無法完成任務。你知道，我開始在我的桌子上整理一堆紙，很快我就找到了一張照片，這讓我在想這是什麼時候的照片，很快我就開始翻舊照片而不是在整理。這經常發生。

治療人員：我們將把「注意力」放在訊息處理問題下面。那整理的本身怎麼樣？當你在整理你的紙張時，你在決定什麼放在一起時有沒有什麼問題？

個　　案：是的，那也是件難事。我無法弄清楚使用什麼歸檔方法。我先標記文件夾，然後我會對什麼放在哪裡感到困惑。就像前幾天，我試圖把一些紙放進文件夾，但我沒有辦法做到，我從佛蒙特州的度假村拿到了一本旅行手冊，但我無法決定是放在旅行或小冊子還是佛蒙特州。我在像這樣的問題裡陷入了一個困境，我只好放棄。

治療人員：所以這些決定很難。關於其他事情的決定怎麼樣？

個　　案：絕對。其他人討厭跟我一起吃飯，因為我沒有辦法決定要吃什麼。

治療人員：嗯，那我們把抉擇問題放到我們的模式裡，我之後會繼續探討這個問題。另外，聽起來分類或整理也是個問題。

　　加上上面提到的易脆性，訊息處理問題有助於確定所有物品的意義以及它們在個案生活中所扮演的角色。這些意義概述如下。

物品的意義：想法和信念

　　如第 1 章所述，我們依附在物品上的意義（我們的信念或評價）驅使囤積行為。各種類型的依附如表 4.1 所示。治療人員可以使用以下任何一

種方法幫助個案在療程期間確定這些依附類型。

1. 檢測「儲存認知量表」（請參閱第 3 章）以確定得高分的個別題目和次量表。

2. 要求個案檢視《自助手冊》中的物品的意義，讓他們從中挑選符合他們所認識的自己，例如：從物品中得到情感安慰、失去和錯誤、物品的價值觀、特性、責任、記憶、控制和完美主義。

3. 想法清單任務（Thought-Listing task）：告訴個案你想要更加了解他們保存的理由，讓他們勇於談論從家裡帶來的一些物品，每次討論一件，說明為什麼他們收集或保留它以及他們現在對那件物品的看法。

在治療的後期，你和你的個案可能會發現有關收集和保留的其他信念，這些信念來自使用：(1)向下追問法（Downward Arrow），當個案對收集或丟棄物品有非常強烈的感受時；或者(2)在收集和／或整理及丟棄期間使用行為實驗來測試信念和依附時。請參見第 7 章和第 10 章。

案例片段

治療人員：為了了解你對這些東西的看法，我們來談談你帶來的這些東西。你可以拿起最上面那一個並且告訴我你的想法嗎？

個　　案：好的，這是我去年夏天想要閱讀的雜誌。

治療人員：多談談你為什麼想要閱讀它。

個　　案：嗯，這是一本新聞雜誌，它可能有些內容是我需要知道的。

治療人員：所以，在我們的模式中，這個想法就像是「我可能需要從這物品了解相關訊息」，是嗎？

個　　案：是的，我不想錯過可能很重要的訊息。

治療人員：我們可以將這個稱為「我可能需要知道」。這是你保留物品的
　　　　　常見原因嗎？

個　　案：是，我想是。

治療人員：那我們試試看不一樣的東西。

個　　案：好的，這是一盒我還未使用過的便條卡。所以我保留著它待日
　　　　　後使用。

治療人員：那麼，對於卡片，這個想法就像「它們是有用的」，是嗎？

個　　案：對。我不想浪費一些有用的東西。

治療人員：好的，那我們可以寫下「避免浪費有用的東西」的想法。還有
　　　　　其他任何理由來保留這個嗎？

個　　案：沒有。因為它們不漂亮，所以我不是很喜歡它們，但只是有
　　　　　用。這可能是我爸爸說的——他總是保留很多可能有用的東
　　　　　西。

治療人員：所以我們可以寫下「保留有用的東西」。我也會把你剛剛提到
　　　　　關於你父親教你不要浪費這點記錄在易脆性因素中。好的，到
　　　　　目前為止，我們有幾個保留的理由——需要了解訊息、浪費的
　　　　　顧慮，以及對物品有用性的想法。此外，之前你已經確定了保
　　　　　留物品是以防萬一的想法，以及雜亂可能以某種方式確保你的
　　　　　安全的想法。讓我們再嘗試一下，看看是否有其他這些不同的
　　　　　想法出現。

情緒反應

　　上面提到的大多數關於物品的想法，隨即而來的是情緒反應，這會使
丟棄變得困難。在個案說出他們的想法時，可以識別出他們的情緒反應。
通常情況下，這些情緒是負向的——焦慮、恐懼、悲傷、悲哀、內疚、憤

怒。當個案考慮或試圖丟棄或不收集時，會產生這些感受。個案在描述物品時經常會展現出愉悅、興奮、快樂、舒適或滿足等正向情緒，有時甚至在他們考慮擺脫囤積時也會出現（例如：找到丟失的物品、將物品送給可能使用它們的人）。即使稍縱即逝的正向感受，也有助於加強保留和收集行為。詢問最近的收集、分類和整理體驗，這些體驗都是新近的，以確定情緒並將這些情緒與其引發的想法和後續的行為連結起來。通常的順序是想法—情感—行為。例如，恐懼和焦慮可能源於關於丟失物品、易脆性及安全性的想法。悲傷可能源於個案對於他們的身分由物品來定義的信念。憤怒可能來自對自由選擇和個人控制的感知威脅。以下對話演示了提問方式。

案例片段

治療人員：到目前為止，我們有幾個關於保留的原因——需要了解訊息、浪費的顧慮、關於物品有用性的想法及提供安全感的雜亂等等。讓我確認我理解這些類型想法所帶來的情感。如果你認為「我可能需要知道」，然後不管什麼原因都要把它扔掉，那你覺得怎麼樣？

個　　案：噢，我會對於不知道那是什麼感到非常焦慮。我會害怕我會錯過我應該知道的事情。

治療人員：你會感到害怕、焦慮。

個　　案：是。

治療人員：因此，你「可能需要知道」這個想法可能導致了對於錯過重要物品的焦慮情緒。在模式中，我們把需要了解的想法與焦慮情緒連結起來。浪費東西的想法會讓你覺得如何；這引起了什麼情緒？

個　　案：我不知道，不舒服。

治療人員：內疚？

個　　案：是的，我想有一點。

治療人員：好的，內疚。那我們可以在模式中關於浪費的後面，多寫上內
　　　　　疚感。〔治療人員繼續詢問與信念相關的其他負向情緒，直到
　　　　　沒有新的情緒。〕當你仔細察看你的東西時，你有任何正向的
　　　　　情緒反應嗎？

個　　案：當然。一旦我開始，我經常享受仔細察看我的東西。我開始嘗
　　　　　試對它進行分類，但後來我找到了一些我暫時沒見到的小寶
　　　　　貝。我就會拋開一切，因為我不想錯過它。

治療人員：好的，我聽到一種信念，即消除雜亂會導致你錯過重要的東
　　　　　西，並且當你找到一些物品時你會感到高興。那我們在模式中
　　　　　增加這種快樂的情感。現在，讓我們繼續看看當你有這些想法
　　　　　和感受時候，到底會發生什麼事。

學習過程

　　一旦弄清楚意義和情緒反應，就要開始了解這些特徵是如何導致雜
亂。表 4.1 提供了幾種導致囤積症狀的途徑。保留或收集的正增強來自收
集或保留的短期利益——興奮、快樂或其他正向情緒，使得個案更有可能
繼續收集和保留物品。當個案找到埋在雜亂堆裡很長時間的珍貴物品時，
會顯示出相當明顯的高興感覺。逃避行為透過消除與丟棄相關的痛苦進行
負增強，例如，將報紙放回到雜亂堆中而不是把它回收，可以使個案避免
錯過重要訊息這個想法而引致的痛苦。這些每一個行為（收集、把東西放
在看到的地方）或逃避行為（避免丟棄、不放棄物品等）都會導致雜亂。
同時，這些行為還可以透過減少負向情緒（減少焦慮、減少內疚）來幫助

個案感覺更好。負增強是維持雜亂的有力機制。治療人員可以如下進行。

案例片段

治療人員：讓我們加上你從這些雜亂中拿起物件的想法所導致的行為。所以你拿起雜誌，考慮到從中獲取訊息，對於丟棄它感到焦慮，然後是什麼？

個　　案：噢，我把它放下。〔笑〕你知道，放回到堆裡。

治療人員：好吧，所以對需要訊息感到焦慮但並不會導致你拿起雜誌和閱讀它？

個　　案：嗯，也許最終會，但不是馬上。

治療人員：為什麼不是？

個　　案：我現在沒時間。

治療人員：明白了。所以在你的腦海裡，它就像是「這可能有重要的訊息。我需要這些訊息。我最好不要把它去掉。」然後你感到焦慮並想「我現在沒有時間閱讀它。我最好把它放回去。」然後你就把它放下了。

個　　案：對，大概是這樣。

治療人員：而這些便條卡，你用它們做什麼？

個　　案：我只是將它們放在櫃檯後面，因為它們不屬於廚房，但我不能它們丟掉。

治療人員：為什麼不能？

個　　案：嗯，我真的不知道該放在哪，影響我無法好好學習，其實，應該把它們拿走，現在太雜亂了。

治療人員：所以順序是你在雜亂堆中發現便條卡，你認為「這些是有用的。我最好不要浪費它們。」如果你不保留它們，你會感到有

點內疚，然後你把它們放在不同的地方。那麼當你把它們放下時，你感覺如何？

個　　案：嗯，我想我感到有些鬆了一口氣，但不會持續很久。因為，實際上，我只是在移動東西，但沒有丟掉多少。

治療人員：聽起來像是，那個短暫的緩解感覺是整個過程的重要增強因素。那我們回顧一下這些類型物件的整個順序。你在家中看到一件物品，你已經對它有所想法（例如：需要訊息或浪費東西），這會引發一種情緒反應，如焦慮或內疚。你透過保留物品和將物品移動到其他位置來應對。這可以幫助你避免在丟棄物品時產生恐懼和內疚的不愉快情緒。但是從你告訴我的內容來看，它實際上並沒有幫助你在清除雜亂方面取得很大的進展。

個　　案：是的，我認為我能理解並且你是對的，我不會非常快速地清除雜亂，並且我不會想丟棄一些可能重要的東西。

治療人員：我同意。現在我們正在學習這個過程如何幫助你，然後我們可以決定該怎麼做。我們已經找到了一些重要的易脆性因素，我們一直在研究你的想法如何產生某些導致你的行為與雜亂有關的情緒。到目前為止，這是我們的模式。你怎麼看？

圖 4.1 是到目前為止該個案所建構出來的模式圖。

簡要想法記錄

治療人員：我們希望確保我們的模式可以很好地抓住問題。我想知道你是否願意在家做任務？

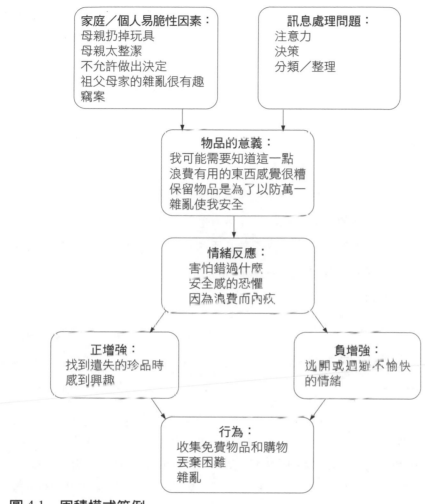

图 4.1　囤積模式範例

個　　案：我覺得可以。

治療人員：你是否願意在家中觀察自己，同時嘗試對你的東西進行整理，
　　　　　也許是廚房餐桌上的物品，因為這是你想要首先處理的地方。
　　　　　在你的《自助手冊》中有一個稱為「簡要想法記錄表」的表
　　　　　單，你可以用它來記錄你有強烈情緒反應時的想法。所以，當

你開始感到非常焦慮、不快樂、內疚或憤怒時，就停止你正在做的事情，問問自己，你剛才在想什麼。當你有強烈的愉悅或享受的正向情緒時，你也要這樣做。這為我們提供了一種方法，可以看出除了我們在模式中有哪些因素導致雜亂之外，還有其他的想法或信念。你認為呢？

個　　案：我可以做到的。你的意思是不用每個想法都記下，只需要記下那些我有強烈反應的。

治療人員：對，就是這樣。你可以在數個不同的整理情況下，記下三或四個簡要的想法。我們現在來看看一個範例，這樣你就可以看到該怎麼做了。然後我們將在下次回顧這些記錄，看看是否需要在模式增加任何內容。

個　　案：好的。

　　向你的個案展示空白的「簡要想法記錄表」（第234頁）並且舉例說明可能放入那四列的內容。圖4.2 描述了一個完整的紀錄，空白表單可以在附錄中找到。

姓名：　陳大文　　　　日期：　11/16/13

引發情境	對物品意義的想法或信念	情緒	行動／行為
在廚房的桌子上整理東西，發現一些舊的財務表	我不知道我們是否需要這些稅單或其他東西。我害怕扔掉它們。	焦慮	我把它們放在廚房櫃檯上的一堆東西中。
找到了一些舊雜誌	我應該閱讀這些。可能有一些重要的東西。	焦慮	我把它們中的一些放進一個袋子裡以便以後送走。
	或者有人可以使用它們。我可以把它們交給我的鄰居，她喜歡這種雜誌。	內疚，我還沒有讀過它們。	

圖4.2　簡要想法記錄表範例

收集模式的特殊考慮

驅使個案收集行為的元素通常與驅使保留行為和雜亂的元素相似，但通常會有更多的正向情緒和更少的負向情緒。在幾種類型的行為中，收集問題可能很明顯：

■ 收集免費物品或接受其他人的物品。

■ 撿別人拋棄的東西。

■ 商店、庭院拍賣、跳蚤市場的強迫性購物。

■ 同一物品的重複購買，「以防萬一」第一件物品有任何意外。

■ 偷竊行為。

■ 預購、郵購訂單、家庭購物網絡等。

使用附錄中的「收集表」來確定個案通常收集的物品類型。你還可以要求個案在《自助手冊》中填寫此表單作為家庭作業，以確定他們在指定期間（例如：一週）內累積的東西。如圖 4.3 中的示例。

你可以使用「收集表」中的訊息增加到個案的模式中。詢問個案他們抑制或控制收集的企圖，他們可能會使用逃避策略。有必要討論依賴逃避行為去控制收集的危險性。

囤積行為的功能分析

前面描述的模式是一個一般概念模式，它概括了導致囤積問題的主要因素。你還可以透過構建引發情境、想法、感受和行為之間功能關係的模

式去幫助個案了解他們的行為。這對於幫助個案了解剛剛發生的事情特別有用；此外，它們可用於制定治療策略。因為這對於收集問題特別有用，所以我們以收集行為作為目標行為來描述和說明該功能分析模式。從一般概念模式的資料開始，並與個案記憶猶新的近期情況連結起來。

說明：列出你通常帶回家的物品類型以及如何收集它們。想想你在過去一週裡得到的物品，並記錄你在接下來這週帶回家的物品。除非你購買許多重複商品，否則不用包括雜貨或其他易腐物品。當你看到某物品但無法收集該物品時，請根據你感到不舒服的程度做出評分，從 0（完全沒有不適）到 100（我感覺最不舒服）的量尺。

物品以及你通常在哪裡發現它	如果沒有收集的 不舒服感（0 到 100）
給自己或小孩的鞋子，寄賣店	90
給自己的衣服——連身裙、裙子、襯衫、褲子	
寄賣店	80
百貨公司特價	60
給小孩的衣服	
寄賣店	95
百貨公司特價	70
廚房用品，如漂亮的刀具、餐具	60
房子的裝飾物、小雕像、照片	
主要在 5 美元 & 10 美元的商店	75
懸疑書籍，我最喜歡的二手書店	80
雜誌，在街角的店，尤其是房子裝飾	70

圖 4.3　收集表範例

案例片段

治療人員：你能告訴我週末發生了什麼嗎？

個　　案：好吧，我出門去辦了一些事情，開車經過我喜歡的服裝店。在我意識到之前，我已轉向停車場並走進商店裡。我買了價值

200 美元但真的不需要的衣服。回到家時，我的丈夫很生氣，我們一直都在努力償還巨額信用卡帳單，這只會加重負擔。

治療人員：你的意思是你沒有計畫去這家商店或買衣服？

個　　案：沒有，但我不得不開車去雜貨店。

治療人員：所以看到商店是進入和購買的一個引發點？

個　　案：是的，我似乎經過那家商店就會買東西。

治療人員：所以這之前發生過嗎？

個　　案：是的，太頻繁了。

　　大多數個案購買情節的直接引發因素各不相同。它們通常涉及在最喜歡的商店櫥窗、報紙或電視的廣告、產品圖片或看到其他人購買東西。這個列表是無止境的。所以一旦識別出觸發點，詢問之前發生的事件：

治療人員：看到商店似乎是你購物的有力線索或引發點。你去商店之前發生了什麼事？

個　　案：好吧，我和我丈夫打架了，全都是因為錢和我花了多少錢。他因為我們的金錢問題以及家裡的雜亂和混亂而責備我。當然，大多數東西都是我的，但家裡沒有人能幫助我。他總是試圖告訴我應該做什麼和買什麼，這讓我很生氣。他都不欣賞我為房子做的事情。

治療人員：所以當你離開房子時，你感到很沮喪，然後你去了商店，並且無法抗拒購物。當你不生氣或不安時，你有沒有試過站在一間商店前，但沒有意圖或沒有實際發生過度購物？

個　　案：有啊。有時我會在心情愉快的時候購物，就像上次療程之後我認為自己取得了很大的進步。我在回家的路上，開車經過同一家商店，當時交通很繁忙，而我只是把車停在商店停車場並且買了一堆東西。這就是上週末引發爭論的原因。

現在一種模式開始出現，當個案處於高度情緒化狀態時，經常會有收集行為——在這個個案的案例中，情緒可以是正向的，也可以是負向的。接著，我們將繼續討論有關購買和立即性後果的想法和信念。

治療人員：你進入商店時發生了什麼事？

個　　案：我只是走來走去看一下衣服。我還是很沮喪。

治療人員：你還記得那一刻你有什麼想法嗎？

個　　案：記得，我當時在想我被要求不要買任何東西，但我心想：「我值得得到好東西。為什麼由別人告訴我應該怎麼做？」那是我決定買東西的時候。

治療人員：之後呢？

個　　案：幾分鐘後，我不再沮喪。事實上，我很開心。我喜歡衣服，它們讓我感覺良好。我只是把它們一件件堆在櫃檯上，那一刻我真的很喜歡我買的東西。

治療人員：整個過程和決定購買讓你感覺更好？

個　　案：是。

　　表 4.1 以一般方式概述了這些想法。對於這個個案，他的想法需要加以控制和驗證有關。與收集有關的其他常見想法包括機會、獨特性、可用性、低成本等。囤積的人經常透過工作來控制他們的收集行為，但強烈的情感和信念讓他們的收集衝動無拘無束。收集行為的立即後果通常是正向的情緒，甚至是興奮感。在確定這些立即性反應後，繼續詢問長期性後果。

治療人員：你喜歡當時買的東西。你對它們的感覺後來改變了嗎？

個　　案：是啊。我離開商店時感覺很好。但是當我走出停車場時，我開始後悔買了這些東西。我知道我們又要再次爭吵了，我希望我

當時走另一條路到超市，這樣我就不會看到這家商店。

治療人員：你有什麼其他想法？

個　　案：嗯，後來我真的很沮喪。買了這些不必要的東西，我是一個軟弱的人。我們的房子擠滿了，我用太多錢了，已經再沒有錢買那些我可能不會穿的東西！我覺得自己好沒用。

現在，總結一下你和個案對這些情節的了解並檢閱這些順序。

治療人員：讓我們看看我們是否可以將它們放在一起，幫助我們理解這個事件是如何發生的。你離開家時充滿對丈夫的憤怒，並感到心煩意亂。之後經過你最喜歡的商店，並停下來，你心裡想：「我值得擁有好的東西」和「沒有人有權利決定我做或不做什麼」。然後你決定買些東西並且開始覺得比較好，很快你就心情愉快，享受著自己。我不確定，但我認為這導致你買更多的東西。然而，你後悔買了這些東西並開始感覺非常糟糕，不僅僅是買東西的行為，還有你自己作為一個人。整件事情是這樣嗎？

個　　案：是，是這樣的。

治療人員：聽起來當你感到強烈的正向或負向情緒時，最容易發生買東西的事件。當你沒有處於這種情緒之中時，你還會過度購買嗎？

個　　案：通常不會。一般情況下，我會考慮到所有的帳單以及我們還可以用這些錢買什麼時，我就會阻止自己。

治療人員：好的。現在你描述的情節，聽起來購物幫助你應對並擺脫了你的負向情緒。是這樣嗎？

個　　案：嗯。

治療人員：因此，購物可以讓你短時間內感覺變得更好，但很快就會感覺

更糟，因為你花了太多錢，並且購物會讓家裡的雜亂變得更糟。是這樣嗎？

個　　案：是。

治療人員：因此，如果我們圖解這情節，我們可以從頂部寫著「生氣和不安」的這個框框開始，接著是一個引發點──看到了服裝店。然後我們還有你在車上和商店裡你告訴你自己的想法，你想到你值得得到好的東西，而且沒有人有權告訴你該怎麼做。這些想法把你更理性的想法擠走並控制了你，然後你就購買了。到目前為止是這樣嗎？

個　　案：是的，就是這樣。

治療人員：真的買到衣服和當下的結果是令人愉快的，有點興奮，但很快就會對你自己的行為感到沮喪，與你的丈夫發生衝突，使家裡更加雜亂，以及對你自己有一些非常糟糕的感覺。對嗎？

個　　案：對。

治療人員：你認為負向情緒和衝突會令你變得心情不好並增加其他購物的機會嗎？

個　　案：可能會。

治療人員：所以這是一個在某種程度上長期存在的惡性循環。

個　　案：是的，我想它可能確實如此。

　　圖 4.4 顯示了在治療期間勾畫出的功能分析模式。你可以指出模式中行為被正增強（如：即時性享受）和負增強（如：從憤怒和不安中緩解）的地方。同樣重要的是要強調這個過程實際上如何再次增加事件發生的可能性。一旦你整理出功能分析，請向個案詢問通常會導致決定購買的事件和想法。詢問他們是否可以想出任何其他的方法來應對引發這一事件的情緒。避免引發刺激可以在短期內有所幫助，但最終個案需要找到其他方法

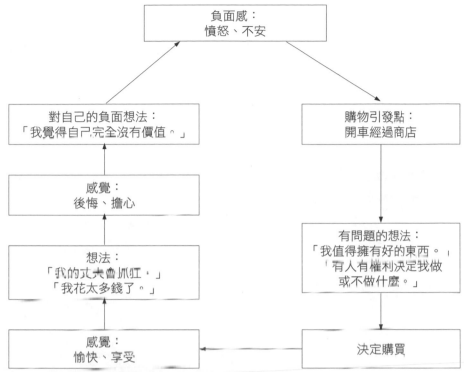

圖 4.4　強迫性購買事件的功能分析範例

來管理他們強烈的情緒。

　　只要你和個案掌握理解保留和收集行為是如何持續的想法，下一步就是規劃治療，會在第 6 章中描述。

家庭作業

　　家庭作業可能對療程之間的建構模式有所幫助，並促進治療計畫，包括要求個案：

■ 在家中做好囤積模式（《自助手冊》的圖 3.1），以確定加劇囤積或收

集的其他部分。

- 在家中進行分類或在收集時，使用「簡要想法記錄表」（在《自助手冊》中）監測想法和感受。

- 完成「收集表」（在《自助手冊》中）以獲取最近幾週和幾個月累積的物品類型的完整列表。

- 在收集或無法丟棄時，記錄引發事件、想法、感受和行動的序列，然後完成功能分析（在《自助手冊》中）。

第 5 章　加強動機

大綱

■ 對出現矛盾心態的個案採用加強動機策略。

　　對於成功干預囤積症（HD），兩個主要障礙是缺乏對問題嚴重性的病識感以及解決問題的動機。在第 6 章的規劃治療中，我們描述了視覺化練習，這些練習可用於識別低病識感和對於減少雜亂的矛盾心態。在這裡，我們提供了識別動機問題的方法，並概述了解決它們的各種策略。這些干預技術中，有一些是基於 William Miller 和 Stephen Rollnick 所建立的深入研究的動機訪談（motivational interviewing, MI）方法，並在他們 2013 年的書《動機性晤談：助人改變》（*Motivational Interviewing: Helping People Change*）中進行了描述。我們強烈建議治療人員閱讀該書並觀看隨附的培訓影帶。在本章，我們還描述了我們發現有用的其他動機增強策略，例如解決問題的能力、由其他人進行家訪以及行為實驗。

　　每當個案對干預進展的工作表現出矛盾心態時，應使用此處所描述的方法。治療人員可以選擇在整個療程中使用動機方法，或者簡單地應用一個或多個策略，直到個案對變化產生興趣並且願意繼續進行計畫好的干預。如果個案在使用動機方法的兩三次療程之後沒有表達明確的希望去解決他們的囤積問題，那麼需要尋求替代策略來解決囤積問題（例如，建議家人與可能能夠鼓勵個案、關於公共衛生、住屋、虐待和忽略老年人等安全和健康規定的機構溝通）。

病識感和動機

　　治療人員經常將囤積症個案描述為缺乏病識感（Tolin, Frost, & Steketee, 2012），而且有些研究支持這一結論。在一項針對老年服務個案工作者的調查中，Kim等人（2001）指出，只有15%的個案承認他們的囤積行為不合理。在對家庭成員的調查中，Tolin等人（2010a）發現超過一半的家庭成員將他們所愛的人描述為「病識感差」或「缺乏病識感／妄想」。但這些報告準確嗎？在最近的一項研究中，我們發現家庭成員和治療人員關於囤積嚴重程度報告會因其在清除雜亂方面缺乏進展而感到沮喪。此外，我們發現有證據表明，與獨立觀察者相比，囤積症個案可能過度報告其囤積的嚴重程度（DiMauro, Tolin, Frost, & Steketee, 2013）。

　　理解囤積症中的病識感問題與其定義方式有關。病識感的經典定義是缺乏對問題嚴重性和後果的認知，被稱為「病覺缺失症」（anosognosia）（Frost et al., 2010）。病覺缺失症通常與思覺失調症（精神分裂症）和其他精神疾病有關。患有病覺缺失症的囤積症個案並不認為他們的囤積是有問題的，並且不太可能自願尋求治療，儘管他們可能是由當局或家庭成員轉介。患有病覺缺失症的囤積病人的比例是未知的，但考慮到我們看到人們尋求囤積幫助的頻率，比例可能是相當低的。事實上，囤積症的田野試驗發現，86%的囤積病例具有「良好」或「尚可」的病識感，只有3%被歸類為「缺乏病識感」或「妄想」（Mataix-Cols et al., 2013）。

　　一種有時被誤認為缺乏病識感的相關現象是高估的信念（overvalued ideation, OVI），這是一種持久或不合理的信念──在此指的是關於物品的潛在價值。高估的信念通常出現在諸如慮病症（hypochondriasis）和身體臆形症，並且較少見於強迫症。在囤積症中，相信幾十年前的報紙包含

的訊息是如此的珍貴，是不可能丟棄的，就算房子堆滿了報紙，這種信念可能會出現在一些缺乏病識感的個案身上。然而，這種信念是囤積症狀模式的一部分，必須進行相應的處理。

另一種有時被誤認為缺乏病識感的現象是防禦性。對大多數囤積症個案而言，囤積行為有數年甚至數十年之久，與經常表現出沮喪或拒絕態度的家庭成員、朋友及有關單位人士發生嚴重的人際衝突。這些互動模式的結果是防禦和抵抗改變的下意識反應。這些模式在治療人員的治療室中發揮作用，可能會成為病識感問題。與此模式相關的是，囤積症個案明顯傾向於對任何其他人控制或限制他們自由的暗示做出強烈反應，這種現象稱為「治療性反應」（therapeutic reactance）（Buboltz, Thomas, & Donnell, 2002）。這最常見於指令或家庭作業。她說：「我了解自己，我想讓你知道一些關於我的重要事情。如果你告訴我該怎麼做，我就不會這樣做。」好好記住這一課，務必確保治療是真正的合作模式。

了解這些病識感和動機問題表現形式之間的差異，將有助於你判斷如何處理囤積行為。真正缺乏病識感（病覺缺失症）的個案會要求你從一個不同的地方開始。根據經驗，最好是從個案所關注的主題開始。病覺缺失症者通常會這樣：「我怎樣才能讓衛生部門不再管我？」對於這些個案，可以這樣開始：「好吧，讓我們來研究如何讓他們不再煩你。」並且在計畫直接解決囤積問題的根源之前，主要使用動機訪談方法和實用的方式來減少家中的危險。同樣地，有防禦性的個案可能需要多次動機訪談療程才能簽署囤積治療方案；注意不要讓個案覺得你和家庭成員或相關單位站在同一邊。

改變的動機

　　對於許多囤積症個案來說，在整個認知行為治療療程中維持動力是很困難的。在治療中途，治療的新奇感消失之後，動機可能會減弱，特別是在面對困難的決定時。動機訪談理論（Miller & Rollnick, 2013）為概念化這些問題提供了一個有用的框架。改變的動機取決於兩件事：改變的重要性和改變的信心。改變的重要性是指現在的生活和我們想要的生活之間的差異。使用第 6 章中的視覺化練習，很容易在許多囤積案例中看到這種差異。但是，如果個案缺乏對可能發生改變的信心，那麼由這種差異引起的改變動機是短暫的。如果沒有這種信心，個案會透過改變他們對問題的看法而不是透過改變他們的行為來減少其差異。他們的想法或許會是：「嗯，雜亂的確不是那麼糟糕」、「我真的不介意雜亂」或「這真的是我老婆的問題，不是我的問題」。這些陳述聽起來很像缺乏病識感，但事實上，它們反映了可以矯正的動機問題。使用動機訪談的治療人員的工作是建立差異（改變的重要性），同時也為個案提供改變的信心。

建立差異（改變的重要性）的提示

　　有多種方法可以凸顯個案當前的狀況與希望如何生活之間的差異。最簡單的一個問題是誰會去你家。當其他人看到家裡的狀況時，幾乎所有囤積個案都會感到羞恥。討論當有人按門鈴、有人順道探訪或希望搭便車時，個案的感覺如何，這些都可以是建立差異的好開始。考慮結合視覺化練習，讓你的個案想像一下現在有人來到門口，然後想像有人進入被整理好的前室。據過去的經驗，一般是專注於功能性。有什麼事情是個案想做的，但又礙於房屋的狀況，導致他們不能做？然後讓他們想像一旦他們的家整理好就可以做那些活動（例如：邀請朋友過來）。

建立差異的另一種方法是使用治療計畫期間建立的個案價值觀和目標（第6章）。例如，重視家庭關係的祖父母，因為家居的條件，導致其兒子或女兒不允許孫子女來探訪，這種差異會變得明顯。在討論過程中形象化這些差異，但是避免試圖說服你的個案得出一些結論。在動機訪談方面，只有個案才能探索和解決矛盾心態。他們不能透過勸說而被「說服」。

解決外在和內在的動機障礙

在幾個影響個案參與治療動機的幾個變項中，缺乏他人給予適當的壓力和支持（特別是那些獨居的人）、家中沒有訪客、家庭成員批評的狠毒程度及顯著的憂鬱症狀。從上述的情況可以看出，家人和朋友既可以是幫助也可以是障礙。正如我們在第1章提到的那樣，患有囤積症的人傾向於獨自生活，他們對其他人的依賴可能很脆弱；有些人患有社交畏懼症，以及可能有依賴性人際風格，依靠別人做出很多決定。雖然這些特徵對於治療不一定是有問題的，但是缺少對生活條件提供回饋的人聯繫，有可能會降低他們對問題的病識感和解決問題的動機。與此相關的是「訪客效應」（visitor effect），當訪客到來時，通常會整理家居，由於這對許多人來說是一個有力的動機因素，我們建議從安排治療人員和／或教練定期家訪開始，並盡快安排支持性的家庭成員和朋友進行定期拜訪。這些家人和朋友的探訪不一定是為了消除雜亂，而只是為了讓個案對他們的家居有新的看法。

一些個案會在因為囤積問題而感到失落的伴侶或家庭成員的要求下開始治療，有時是因為配偶威脅要離開，雜亂和強迫性購買已成為人際衝突中的武器。使用動機策略探討這些問題，以保障個案在積極治療開始之前能夠表達個人（而不僅僅是家庭）目標。

許多囤積症個案發現在家裡有一種不愉快的經歷，因此他們盡可能減少在家裡度過的時間。幫助這些個案制定策略，在家中花更多時間，尤其是做有趣的事情。

囤積個案可能會抱怨疲勞和健康問題是開始或完成家庭作業的障礙，整理工作的厭惡性和艱鉅性加重了這些感受。將這些問題納入個案概念化（第4章）的易脆性和逃避行為。治療這些問題時，你可能會遇到身體上的健康問題。例如，我們的一位個案在治療剛開始15分鐘時就筋疲力盡（Frost, Steketee, & Greene, 2003），但經過兩個月逐漸增加練習，他能夠工作超過一個小時沒有休息。

沮喪的個案可能缺乏對家庭作業的能量或做出關於雜亂決策所導致的不舒服的容忍度。如果有情緒干擾，則考慮立即治療憂鬱症（例如：藥物、認知療法），同時評估囤積問題並建立治療計畫，等待情緒有所改善，然後再進行整理和清除雜亂或指派有意義的家庭作業。

理解他們的經驗

大多數囤積個案對於要改變他們的行為感到矛盾。一方面，他們認知到囤積給他們帶來的問題，但另一方面，他們有令人信服的理由不去清除他們收集的報紙。更有可能的是，你的個案或許會因其他人的嘗試幫忙而得到負面的經驗。通常是經歷爭論的形式來丟棄物品——「把它扔掉」。但是這種形式沒有考慮到個案的矛盾心理，在這場爭論中，幫助者提出丟棄物品的理由，個案會採取更堅定的立場，並且給出保留它們的理由。在這種情況下，進度很快就會停滯。這裡概述的動機訪談策略旨在透過幫助個案先表達並解決他們的矛盾心態來避免這些爭論和降低防衛。

辨識矛盾心態

在運用動機技巧之前，你必須首先認知到矛盾心態。警惕以下所提及言語和動作行為的矛盾心態暗示。

持續的抱怨和轉移話題

個案反覆抱怨其他人或有關規則或規定 —例如：「我不明白為什麼我不能像這樣生活；我真的不會打擾任何人」或「這城市沒有權力這樣做」。一名婦女經常離題，主要是透過治療來抱怨她生命中的人（她的房東、她的女兒、她的同事）。當被問及她是否有興趣解決囤積問題時，她認為她對解決其他問題更感興趣，此時需要進行動機訪談以確定目前囤積治療是否合適。

對於試圖讓治療人員了解而不是解決問題的個案來說，這明顯是個不同的問題。雖然幫助個案理解為什麼他們的囤積形成很重要，但在這個問題上花費大量時間將阻礙症狀的可治療方面的進展。斷腿的比喻是有用的：治療腿是第一要務，然後個案可以判定為什麼這會發生以防止再次發生。在這麼解釋之後，將重述「為什麼」問題就像改善囤積症狀的中心目標的分流，並在需要時使用動機策略。

爭論

個案可能會質疑治療人員的說法或家庭作業建議——例如：「這真的沒有道理，如果我當時沒有得到它，我要如何記住我想要得到的東西？」有時，這些行為反映了尚未堅定於清理物品或減少收集的個案所具有的完美主義、控制或自戀特徵。爭論暗示著缺乏合作性工作，這是審視動機的

理由。請記住，個案自然會對於感覺到自由被限制而做出負向反應，因此提醒會由他們做出有關物品的所有決定可能會有所幫助。

非語言的矛盾信號

嘆氣、注意力不集中、側身轉向都是非言語行為的例子，表明個案對治療的矛盾心態或對治療人員剛才所說的話感到不舒服。當一名男性聽到他的治療人員建議解決問題的策略時發出嘆氣聲音，很明顯他已經駁回了她的建議並且不會執行。在這種情況下，停止當時的行動，並詢問嘆氣的含義。

遲到、取消和「忘記」預約

這些干擾治療的行為通常（但並非總是）反映出動機問題，這些問題表明需要幫助個案在加強他們對改變能力的承諾和信心之前表達他們的矛盾心態（詳見下文）。在探討這個模式發生的原因時，請注意其他可能的解釋。有時個案會因為強迫症儀式或無效的計畫等其他問題而錯過預約。你會發現他們可能不單單缺席治療預約，而且還缺席其他會議（例如：醫療預約、與工作相關的會議等）。考慮使用解決問題的策略（第 8 章）。有時其他更迫切的問題會影響個案的精力和時間以投入囤積工作。如果是這樣，請重新安排治療工作的時間以避免不規律的療程、浪費的努力及不穩定的進展。偶爾，個案對治療或治療人員感到不舒服。透過例行的回饋，幫助個案在每次療程結束時表達他們的疑慮。當然，要接受這些批評並努力解決它們。

不做家庭作業

最常見的問題之一是做太少的功課而難以取得進步。「*我沒有時間去*

任何商店練習。」「我很難找到時間進行整理。我需要為第二天的事情做好準備。」「我不想沮喪或焦慮，所以我用很多時間見朋友；我真的沒時間整理。」（參見前面關於動機所帶來的障礙。）在嘗試更進一步治療之前，使用動機方法和解決問題的策略來解決這種治療干擾行為。

有所進展，但仍然氣餒

一些個案會對進展懷疑（特別是在情緒低落時），持有完美主義標準，或者因為過於雜亂，以至於很難看到小改進。這可能會打擊個案對取得成功能力的信心。可使用近期的照片進行比較，這樣即使很小的變化也可以辨認。

動機增強方法背後的假設

Miller 和 Rollnick（2013）將動機訪談定義為：「加強一個人自己的動機和承諾去改變的合作對話風格」（p. 12）。動機訪談強調個案的優勢，並假設個案有能力做出明智的選擇。這是一種以人為中心的干預方式，旨在解決改變的矛盾心態。Miller 和 Rollnick 已經指出動機訪談「是為了某人或與某人一起完成，而不是強加於他們或針對他們」，而「夥伴關係、接納、慈悲和引發」是這種方法的關鍵點（p. 24）。以下是一些基本假設：

■ 改變的動機不能由他人強加。因為受到朋友和家人的壓力而開始治療的個案不太可能改變他們的行為，除非他們先認同自己將有所得益。

■ 如果沒有解決對於改變的矛盾心態，那麼不遵守規定和缺乏共同目標將會破壞治療。

- 個案必須表達矛盾心態，而治療人員則幫助他們進行表達和探索。許多囤積個案認知到這些問題並表現了改變的渴望，但是當面臨實際丟棄珍貴物品的課題時，他們的動機就會消失。幫助他們討論自己的矛盾心態，奠定利用他們的目標和價值觀來克服失去物品的擔憂的基礎。它還有助於澄清康復干擾的信念。

- 避免直接說服，因為權威的風格難以很好地運作。當個案對看似毫無價值的物品感到痛苦時，要小心陷入「說服」模式。相反地，表達好奇心以引出矛盾心態，與蘇格拉底式的認知療法一致（見第 10 章）。

- 被家人和朋友踐踏其自由選擇權的個案，會懷疑幫助者的意圖，建立信任關係可能需要更長時間，但這是必要的。

- 治療是一種夥伴關係，而不是專家與接受者之間的關係。並肩工作，了解障礙，幫助個案學會做出合理的決定。

　　加強動機的四個關鍵流程（Miller & Rollnick, 2013, p. 36）包括：

- 保證（engagement）建立連接和有效的工作關係。

- 專注（focusing）於關於改變的對話，持續發展和保持一個具體方向。

- 喚起（evoking）個案自己的改變動機（這是動機訪談的核心）。

- 計畫（planning）制定改變承諾和行動計畫。

　　結合喚起個案自己的改變動機，以下兩種策略特別有用：

1. **建立差異**。因為改變的動機源於個案對當前狀況與個人目標及個人價值觀之間差異的看法，策略性的評論或問題（例如：「這如何和你孫女探訪你的這個目標一致？」）有助於提高動機。

2. **克服抗拒**。抗拒反映了個案的個人信念和應對其狀況的最佳嘗試，並變成一個做出不一樣反應的訊號。

　　五種主要的動機訪談技巧是：(1)提出開放式問題；(2)肯定；(3)回應；(4)總結；(5)提供訊息和／或建議（經許可）。

加強動機的策略

　　在第 6 章，我們建議增強動機的策略，例如想像練習和建立目標和價值觀。下面所描述用於建立動機的實際策略主要針對難以意識到囤積是問題的個案；對於那些對動機有週期性減弱、富有洞察力的個案也很有用。這些方法旨在幫助個案辨識並表達對他們囤積的顧慮、決定改變他們的行為，並對做出這些改變感到樂觀。使用以下簡要描述的五個主要策略來實現這些目標。請記住，首先需要強調的是個案的個人選擇和控制。

1. **開放式問題**（open ended questions）（「什麼」、「為什麼」、「如何」）促使個案提供有關他們自己的訊息。例如：「是什麼促使你決定來接受治療？」「為什麼你認為雜亂情況失控？」

2. **肯定**（affirming）要求治療人員就個案的優勢和資源做出一般性陳述，以及針對明確目標的優勢和正向步驟的具體說明。根據你實際感受的支持性和欣賞性陳述，來表達對個案的感受、掙扎和素養的尊重。例如：「你非常周到的理解人們的需求」和「你是非常有組織的，並且是一個非常好的解決問題工作者。似乎你也會在家裡學會這樣做」。

3. **回應式傾聽**（reflective listening）陳述（不是提問）表明你聽到了個案或發現了個案的反應；這會使個案感到被理解。回應包括重述、改述及簡述語意，特別是情感（「你不喜歡這樣」、「這些事對你很重

要」）和想法（「你不希望你的女兒干涉」）。它們可以伴隨著開放式問題，如下列對話：

個　　案：〔逃避責任〕我清理它，但它就放在那邊，我也不知道這怎麼發生的。

治療人員：你把東西放在桌子上，但你沒有意識到你這樣做了。什麼時候發生的？

回應還包括有關個案想法和感受的有根據猜測，以及對矛盾心態直接做出評論：「一方面你覺得……另一方面你……。」直接陳述，簡明扼要地反映個案的想法、感受及行為，而不添加不必要的短語（「似乎……」）。這需要一些練習，但會產生更引人注目的發言，讓個案一起評估他們經驗。

4. **總結**（summarizing）個案在過去幾分鐘所說的內容，可以幫助他們了解自己更多。保持簡短，不用形容或不必要的修飾。總結可以比其他人更強調一些觀點。例如：「你對你的房東非常生氣，因為他去投訴，並且認為他誇大了你的問題。你已經努力清理走廊和客廳，但這比你預期或他允許的時間要多。你希望他和你的家人不要再煩你，你確信你可以自己解決這個雜亂的問題。」然後問一個開放式的問題：「你怎麼看待這一切？」

5. **提供訊息和建議**（informing and advising）對於提出要求的個案非常有幫助。在提供之前先請求允許，並且你需要認知到你的個案可能不同意或不聽取建議——這表明你尊重他們自己做出決定的權利。

　　以下額外的開放式提問和回應式傾聽策略可以幫助個案解決他們的矛盾心態：

觸發式問題（evocative questions）透過指導個案討論他們囤積行為的影響來超越開放式提問。這可以觸發對問題的認可或顧慮的說法，或者表示對做出改變的意圖和樂觀。例如：「這對你丈夫有什麼影響？」「雜亂如何與你在生活中重視的事物並存？」「你有什麼成功經驗讓你認為你能做到這件事？」

消極面（taking the negative side）爭論立場幫助解除用於捍衛囤積個案的武裝：「你為什麼要改變這個？你真的很喜歡擁有〔購買〕這些東西。」同樣，透過幾乎矛盾的提問，可以加強試探性動機說法：「你為什麼要改變這一點，特別是你感到放棄你自己其中一部分的時候？」

探索利弊（exploring pros and cons）闡明了囤積問題的正面和負面因素。請考慮以下一系列問題：「你對舊物出售有什麼看法？」「你有什麼不喜歡的東西嗎？」「你對於擁有這些東西最享受的是什麼？」「擁有這些東西讓你最不喜歡的部分是什麼？」詢問個案已經提到的利弊可能有幫助；「你提到你花的錢比你預想的要多。這不好嗎？也許你沒有真正超支。」另一個順序可能是：「我從你的分享中得知你的自尊受到了影響。真的嗎？對你來說這有多重大？」

要求詳細說明（asking for elaboration）促進個案更深入探討問題行為的負面影響。例如：「你提到有時你會浪費時間尋找東西。這最近發生過嗎？」當個案似乎要避免主要問題而報告其他人的投訴時，考慮問：「那是她主要的顧慮嗎？」要求制定關於改變囤積行為的陳述對於加強改變的承諾特別有用。

運用極端對比（using extreme contrasts）有助於放大改變囤積行為的不情願，以及解決問題的好處。「如果你像過去一樣，最糟糕的事情是什麼？」「如果你決定認真對待這個問題，你認為會發生什麼？」「改變可

以帶來的最好的事物是什麼？」

期待和回顧（looking forward and looking back）也有助於透過要求個案將自己投放到未來或過去來幫助放大關注。「想一下五年後的你，你希望自己的生活是怎樣？」「假設你打算花時間探討這個問題，這對你的婚姻意味著什麼？」這種方法對傾向將問題責怪於他人的個案尤其有用。回顧過去僅對於那些囤積行為在過去並不是顯著問題的個案有用：「與現在對比，囤積成為問題之前的感受。你過去的生活是什麼樣的？」

重新架構（reframing）旨在澄清矛盾心態，並透過強調情境的積極面幫助個案改變對事件的解釋。例如：「你認為你妻子嘮叨你的收藏品，但背後其實是真正關心你，儘管你仍然覺得這很煩。」

改變的談話（change talk）是指個案關於渴望、能力、原因、需求及改變承諾的陳述。正如 Miller 和 Rollnick 所建議的那樣，當個案停止爭論、安靜下來、顯得更平靜、或許表達悲傷時，這就是準備好改變的特徵。他們可能會問有關治療期望的問題。在個案做出有關進行改變的暫定表態後，你可以提出簡單的問題來加強他們的承諾和信心：「你接下來想做什麼？」「你的第一個目標可能是什麼？」

強調個人控制（emphasizing personal choice）是動機增強的關鍵組成部分。要明確的是，關於整理、收集和丟棄物品的所有選擇和決定都是由你的個案自己做出的；你只是一個傳聲筒。

評估重要性和改變的信心（rating importance and confidence in change）是另一種加強改變談話的策略。請求個案指出改變他們囤積問題的重要性，從 0 ＝不重要到 10 ＝非常重要。為了促進更多改變談話，詢問為什麼他們選擇這個數字。如果它是一個很高的數字，那麼就簡單地問為什麼

它很重要。如果它是一個中等分數（3 或 4），那麼問為什麼沒有選擇較低的數字。或者，詢問個案需要什麼才可以把分數移至 4 到 8。在詢問個案對改變的信心有多高時，可以遵循類似的步驟，然後總結個案的陳述，並詢問下一步：「那給你留下了什麼？」「你現在對你囤積有什麼想法？」「下一步是什麼？」「在你未來如何適應囤積？」在這些對話中，正面評價個案願意與你討論他們的情況，並表達對他們有能力實現目標的信心。

為了鼓勵有關治療的決定，讓個案用自己的智慧幫助他們確定自己想做什麼（例如：「告訴我，根據你的經驗，你覺得會發生什麼事？」）當你擔心你的個案有所保留，與先前選擇內容不一致時，請先徵得意見，然後再提出意見。

避免於激勵個案改變的不當方法

■ 避免假設囤積症狀是個案同意尋求協助的主因；從整體開始聚焦再慢慢縮小範圍。

■ 避免不惜一切代價作為支持改變的論點，這只會讓個案更深陷其中。

■ 避免對問題貼標籤；個案不需要承認或表明他們有問題，只需要他們對改變感興趣。對於動機或成功，不需要使用「囤積症」一詞。有些個案認為正式診斷很有幫助，但只有在個案要求時才使用囤積症標籤。

■ 避免責備。沒有人對這個問題的形成有錯，許多因素都有所影響。不要與個案一起對抗某人（父母、兄弟姊妹、其他人），因為這會迫使個案保護這個人。最好只是仔細聆聽並使用前面描述的動機訪談策略。避免問太多問題。一般來說，盡量不要連續提出三個問題；兩個問題討論之

後，進行總結或評論。

■ 避免專家的角色。治療關係應該感覺像是一種夥伴關係，個案是他們自己的專家，治療人員對問題及其特徵是專家。

其他增強動機方法

解決問題

我們已經注意到許多個案感到不知所措；處理囤積的工作時間有限；遇到醫療問題、憂鬱、疲勞、注意力分散或其他個人心理和生理狀況；或缺乏清除雜亂的管理幫助。這些都是可能有助於解決問題策略的具體問題。因為這個方法會在第 8 章中描述，所以除了列出包括以下內容的基本部分外，我們不會在這裡做詳細說明：(1)定義問題；(2)生成解決方案；(3)選擇解決方案；(4)實施解決方案；(5)評估結果。每當具體的個人、人際關係或實際障礙出現時，請考慮與個案一起商討解決問題的工作，並根據解決問題的工作來制定家庭作業。

行為實驗

當個案表示不願意繼續進行，因為他們擔心強烈的焦慮會擊倒他們或擔心他們將無法執行某項任務時，你可以建議進行行為實驗來測試他們的顧慮，將其作為一個假設。這強調了他們的科學家角色（參見第 10 章〈認知策略〉），使他們退後一步，更客觀地評估情況。

使用比喻

有時，比喻對於不願積極參與改變行為的個案非常有用。當一個人害

怕溺水時，將治療描述為使用救生圈——個案必須放開正在下沉的船才能嘗試更好的選擇，但是在嘗試之前，我們無法知道這個救生圈是否真的有效。這個比喻正好解釋了放棄使用舊有應對方法而採用新方法時，情緒上的緊張。

與成功的個案對談

不情願的個案可以透過與已成功完成治療的人（最好是性別和／或年齡相同的人）交談來獲得對改變的信心。一個成功的模範，特別是那些也在努力取得成功的人，可以成為繼續努力的強大動機因素。作為中間人去核對並確定每個人希望以什麼方式彼此聯繫。

加強家庭作業落實

缺乏家庭作業落實通常反映了個案的矛盾心態，可能是治療人員最常見的問題。表 5.1 列出了一些可能的解決方案。

表 5.1　加強家庭作業落實的方法

安排特定的工作時間
將作業時間與其他日常活動聯繫起來以用做提醒
要求某人在練習期間，出現在家中或收集的環境
在家庭作業療程時，播放愉快的音樂或廣播節目
想辦法打斷自我挫敗的想法
監控作業（時間、地點、工作時數等）
撥打提醒電話
在家庭作業前後計畫簡短的電話聯繫

動機訪談的家庭作業

　　針對動機所進行的工作可能不總是適合家庭作業，尤其是當個案尚未接受治療時。然而，隨著動機的增加，家庭作業可能會變得適合。可能的功課包括：

■ 列出囤積的利弊（例如：收集行為或家中雜亂的好壞部分）。

■ 按重要性排列個案在生活中最重視的事物。

■ 考慮囤積如何與個案的個人價值觀相適應（例如：如果房屋整潔，將獲得什麼樣的個人目標或價值觀）。

第 6 章　規劃治療

（對應《自助手冊》的第 4 章）

需要資料

- 家訪拍攝的照片
- 第 4 章個案的囤積模式（《自助手冊》第 3 章）
- 目標表（在《自助手冊》）
- 雜亂視覺化表
- 整潔視覺化表
- 收集視覺化表
- 練習表
- 個人療程表（在《自助手冊》）

大綱

- 制定治療目標並訂下治療規則
- 完成視覺化練習
- 使用問題解決來消除進展的障礙
- 如果適用，邀請教練加入計畫療程中

本章概述了規劃治療的步驟。隨著評估和模式建立完成，現在是時候幫助你的個案建立治療目標並描述你在治療期間會遵循的規則。我們建議進行一些視覺化練習，以幫助你的個案澄清自己對整理、減少雜亂和限制收集的想法和感受。在此之後，你可以闡明如何解決囤積問題以及大致的順序。不收集和分類練習是大多數治療組成的基礎，我們在這裡和整本手冊中提到的「整理」意味著如何處理物品的考量和決定。這不僅包括關於是否保留或丟棄物品的決定，還包括該物品下一步的處理方式。保管物品必須放在該物所屬的地方，丟棄的物品應該回收、出售、捐贈或丟進垃圾桶。用於開始不收集和分類的治療包括：(1)技能訓練；(2)認知治療方法；(3)行為方法。療程之間的家庭作業是基於療程中的工作。因為對於大多數囤積的人來說，病識感和動機或許會減弱，所以這個計畫療程旨在減少個案對治療的恐懼，增加治療的動力和信心。

如果個案計畫與需要接受過治療培訓的教練一起工作，這是安排教練部分或全程參加療程的好時機，這取決於個案的意願和教練在干預過程中的參與程度。你將成為教練行為的典範。教練的作用是幫助個案保持專注於他們的任務、提供情感支持，透過提出開放式問題和表達好奇心來加速做決定，幫助拖運以消除不需要的物品，並根據需要陪伴個案進行不收集行程。教練遵循的規則類似於後文描述的治療人員的規則。附錄中提供了教練指引。

治療目標

幫助你的個案建立自己的個人治療目標，可以直接詢問：「與我一起在囤積問題上工作時，你有什麼想達成的期望？」或者「當我們一起工作時，你希望會發生什麼？你的目標是什麼？」

下面列出了一些可能相關的常見治療目標，但更重要的是個案自己的個人目標。

1. **了解我囤積的原因。**更好的理解將有助於個案取得進步，並可以提高對早期預警信號的認識，以防止治療結束後出現挫折。

2. **創造我可以使用的生活空間。**這個目標是普遍的，並表明應該儘早努力清理最理想的生活空間。幫助個案決定他們最想做的事情（烹飪、餐飲、藝術項目等），並努力實現這些目標。

3. **減少我的強迫性購買或收集。**這個目標背後的動機可能是減少債務或省錢，以及限制雜亂量。因為收集通常與舒適和快樂等強烈正向情緒相關，所以發展替代性愉悅活動也是治療的重要目標（見第 7 章）。

4. **好好整理以更容易地找到或拿到物品。**學習這些技能的策略是第 8 章的重點。

5. **增進我做決定的能力。**大多數囤積症個案都很難做出決定，這也是第 8 章的重點。

6. **減少雜亂。**雖然這是家庭成員的主要目標，但它可能不是個案的主要目標，因為這意味著丟棄物品——一個令人焦慮的景象。除非個案明確說明，否則不要將其添加到列表中。事實上，隨著其他目標的實現，雜亂將會減少。

　　以下是我們一些個案列出的個人目標：

- 再次享受我的樂器演奏。

- 在我的臥室（特別是在衣櫃前面）創造呼吸空間、秩序和美麗。

- 有一個朋友或家人可以進入的客廳。

- 擁有一個有工作檯面且安全的廚房。

- 可以洗澡的地方 。

- 清除掉袋裝物品。

請個案填寫「目標表」的「個人目標」部分（《自助手冊》第 44 頁），以確定他們自己未來幾週和幾個月的目標。這可以在治療室療程期間開始，並作為家庭作業完成。

治療規則

以下規則（包含在《自助手冊》中）旨在確保治療是以個案可管理的方式進行處理。這些規則特別用於提升個案對管理自己囤積症狀的信心（自我效能）。

1. **未經明確許可，請勿觸摸或清除任何物品。** 大多數囤積症的人都非常擔心其他人在沒有詢問的情況下丟棄他們的物品。家人錯誤地整理提高了他們的敏感度。因此，治療的一個重要目標是讓個案相信他們與你的關係是真正的合作。這個規則並不容易遵循，因為拿起東西的衝動是強烈的。你可以根據個案的要求清除物品，尤其是幫助他們進行垃圾回收。在治療後期，一旦你這樣做的規則非常明確，你的個案可能會要求你幫忙分類物品。隨著治療的進展，個案最初的擔憂通常會大大減輕。

2. **個案做出關於物品的所有決定。** 治療旨在幫助個案學習如何在保存和整理他們的物品方面做出合理的決定。你可以在被問及時偶爾提供建

議，但在不干擾重要治療目標的情況下，你不能為個案做出決定。過去朋友和家人幫助的嘗試可能違反了這一規則，並導致個案對其他人的參與過於敏感。

3. **系統地進行治療**。制定在何處、何時以及如何對雜亂區域進行整理的計畫。大多數個案決定逐間房間整理，因為這會產生非常明顯的進步，從而增強動力。如果狀況可行時，你可以將來自不同房間的物品類型（例如：所有書籍）進行整理。通常，工作從容易到更難的狀況。根據個案的偏好和容忍度，可立即觀察到的進展可能性以及組織整理技能的快速學習來選擇一種方法。如果個案堅持認為治療人員的方法有問題，嘗試一個實驗，看看他們的首選方法是否有效，如果沒有，則考慮替代方案。

4. **在開始分類過程前制定整理計畫**。制定儲存物品存放地點的詳細計畫。許多個案傾向於編排太多類別，因此對該過程感到困惑。在分類開始時建立有限數量的類別將減少此問題。基於這個原因，我們建議進行紙張分類前，先進行物品分類，因為紙張物品需要許多類別。第 8 章重點討論這個主題。

5. **個案在分類時將心中所想說出來（尤其是早期治療）**。這有助於治療人員和個案理解判斷收集、整理和保存（或清除）行為的想法和情緒。把話說出可以幫助個案有意識地了解他們保存的原因，並有助於學習如何改變有問題的信念。

6. **只處理一次（only handle it once, OHIO）或最多兩次**。這目標是防止物品僅僅從一個沒整理的堆放到另一堆物品的漩渦。個案透過最低限度地處理物品來學習快速而堅定地做出決定，儘管「一次」可能是辦不到的，因為在為最終目的地清空空間之前，物品通常必須移到臨時位

置。當個案無法做出最終決定但正在取得明確進展時，允許一定的彈性。

7. **治療以有彈性的方式進行**。彈性和創造力將有助於解決與整理過滿屋子相關的空間調配問題。當個案因為整理一個區域，並該區域處於準備用於儲存的另一個空間而停滯不前時，可能需要解決問題。

視覺化和實踐練習

下面介紹的練習旨在幫助你了解個案的治療動機。這些任務可以在評估和模式建構階段的任何時候使用，並且在制定目標和準備治療時可能特別有用。我們建議首先進行雜亂視覺化任務，然後進行整潔視覺化並想像理想的家。下面給出了已完成的視覺化表的示例，附錄和個案的《自助手冊》中有空白表單。你可以從書中複印或從 Treatments *That Work*™ 網站（www.oup.com/us/ttw）下載更多表單。

雜亂視覺化

這任務要求個案想像他們家中（例如：廚房、飯廳、客廳、臥室）雜亂的目標空間，以判斷他們因雜亂和本身的想法而感到不適程度。為此，請使用附錄中的「雜亂視覺化表」。下面提供了完整表格的範例。

請個案閉上眼睛，想像站在這個空間的中間，慢慢轉身看看裡面的一切。讓他們描述他們所看到的內容，大約一分鐘後詢問他們在從 0（沒有不舒服）到 100（你曾經感受到的最不舒服）的量尺上有多少的不適。這種 0 到 100 的量尺（也用於個案概念化一章的收集表中）將在以後於治療其他情緒自我評價和信念強度時有用。如果個案難以想像，那麼考慮使用在家訪期間拍攝的這些房間照片來提示他們的反應。

雜亂視覺化表的範例

空間：廚房

A. 視覺化這個空間的所有雜亂情況。想像一下，站在其中，慢慢地轉向看到所有的雜亂。

B. 當你想像這整個空間都是雜亂時，你感到多麼不舒服？請用從 0 到 100 的量尺，其中 0 ＝沒有不舒服，100 ＝你曾經感受到的最不舒服。

最初不舒服評分：_90_

C. 在想像這個空間時，你有什麼感受？

 1. 不知所措——天啊！

 2. 焦慮

 3. 鬱悶

D. 在想像這個空間時，你有什麼想法（信念、態度）？

 1. 我怎麼清理這個爛攤子？我不知道我是否可以處理所有的物品。我沒有地方放這些東西。

 2. 我不知道該怎麼辦。我的丈夫對我很生氣。如果我無法做到，他會離開我。我的孩子們讓事情變得更糟。如果我清理它們，他們就會再次搞亂。我該如何阻止這情況？

 3. 我沒有辦法搞定這件事。我不應該讓這件事發生。

接下來，詢問個案在他們的視覺化過程中的感受（情緒）和想法。感情可能是負向的（焦慮、恐懼、尷尬、羞愧、內疚、厭惡、困惑、不堪重負、壓力、迷失方向、絕望、鬱悶、沮喪、氣餒）也可以是正向的（快樂、高興、安心、安慰、充滿希望、自豪）。在表單中記錄這些。接下來詢問想法，幫助個案用短句形成這些想法，並將其與感情區分開來，在表單中記錄這些想法。例子可能是：「這很難看」、「我永遠不會在這個爛

攤子裡找到任何東西」、「這裡一定埋藏著寶藏」和「我只會花一點時間來清理它」。如果個案難以確定他們的想法，那麼基於你的概念化提出建議，以及不太可能的其他建議（「你認為這是一個非常愉快的房間嗎？」）這些相反的想法提供了一個澄清思考的跳板。模式建構階段，在視覺化過程中記錄這些感受和想法有助於即將到來的家庭作業所需的自我觀察和報告。

最後，總結來自這個視覺化練習的訊息，關於想法和感受之間的聯繫以及改變的動機。例如：

> 當你想像客廳雜亂無章時，你認為其他人看到這個情況會認為你是差勁的，並且你想知道為什麼你不能清理它。那些想法讓你感到尷尬和羞愧。你也對清理的想法感到不知所措。似乎學會清除雜亂可能會讓你對自己感覺更好，但也有可能讓你感到不知所措，也許是想避免處理雜亂。這聽起來對嗎？

這可能會導致進一步討論個案囤積行為模式的各個方面，以及如何解決在治療雜亂期間的潛在障礙。如果個案在視覺化過程中報告很低程度的不適感和強烈的正向情緒，那麼使用前一章中的動機訪談技巧探索他們對治療的興趣（例如：「這些東西讓你很高興。你為什麼想要改變它？」或「你可以看到你家像這樣維持的好處。這有沒有付出代價？」）一些個案確實更喜歡雜亂的生活空間，這些偏好必須得到尊重，同時幫助個案生成切合實際的治療目標。

整潔視覺化

此任務旨在幫助個案檢查他們對物品的感受，以及在治療期間清除雜亂的可能影響。使用附錄中的「整潔視覺化表」請個案以雜亂視覺化同一

個空間，但這次是在沒有任何雜亂之下。下頁提供了完整表單的範例。

為了減輕對物品可能會發生的事情的恐懼（例如：「這一切都去了哪裡？」）讓個案想像他們想要保留的一切仍然存在，只是放在他們能找到它的地方。為了使這個畫面生動，請個案詳細描述空間的外觀，包括整潔的家具和沒有雜亂的地板。個案最初可能難以想像，但給他們一些時間來生成畫面並讓他們依所想的一樣敘述。如果有必要，雜亂空間的照片可以用來幫助個案想像雜亂下面的東西。當他們視覺化整潔的空間時，請他們考慮可以在這個空間做些什麼，包括進行活動、裝飾空間的方法、讓訪客過來等等。大約需要一到二分鐘進行視覺化（如果這看起來有幫助，則可使用更多時間），然後要求評估不適程度（0 到 100）。

讓個案描述負向和正向的情緒，並在體驗中識別自己的想法。在表單中記錄這些。蘇格拉底式的提問風格（「這很有趣，我想知道……」）和反思傾聽策略（「聽起來像……」）通常很有用。幫助個案將他們的想法（例如：關於浪費）與他們的情緒連結起來（例如：內疚、滿足）。儘管你可以詢問之前在評估和模式建構過程中報告的想法和感受，但不要在此階段去挑戰他們的想法。你的問題應該是真的好奇，所以個案不會因此變得防衛（例如：「之前你提到過……，這就是你在這裡的意思嗎？」）為了提高動力，詢問：「如果這個房間整潔，你的生活會有什麼改善嗎？」如果需要，請使用一些開放式問句，例如：「如果你的廚房櫃檯被清理乾淨，會對你有什麼幫助？」

理想的家居視覺化

個案還可以透過想像他們理想的（但不是完美的）家居，逐個每一個空間來闡明他們的治療目標。這應該是他們目前居住的地方，以他們最滿

整潔視覺化表的範例

空間： 廚房

A. 視覺化這個不再雜亂的空間。想像一下，所有的物品都放在你可以找到它們的地方，想像清理過的表面和地板，沒有一堆東西的桌面，以及只有地毯和家具的整潔地板。

B. 在沒有雜亂的情況下想像這個空間時，你感到多麼不舒服？請用從 0 到 100 的量尺，其中 0 ＝沒有不舒服，100 ＝你曾經感受到的最不舒服。

最初不舒服評分： 50

C. 在想像這個空間時，你有什麼感受？

1. 這裡看起來很空──很難不擔心物品去哪裡了。

2. 我的孩子可能會再把它搞亂。

3. 我丈夫會喜歡這個樣子。

D. 想像一下，你現在可以在沒有雜亂的這個空間裡做什麼。描述你的想法和感受。

1. 我一直討厭這裡的顏色，我們可以像往常一樣把它漆成黃色。現在它需要窗簾，很久以前我買了一些，它們可能還在某個地方。

2. 整個家庭可以在餐桌上吃早餐。在走道上沒有一大堆雜亂！

3. 我可以做飯，也可以用我的食譜。

E. 用這種方式想像這個空間時，你感到多不舒服？

（0 ＝沒有不舒服，100 ＝你曾經感受到的最不舒服）

最終不舒服評分： 25，我有點興奮！

意的方式裝飾。如果整潔視覺化練習有點令人不安，則特別有用。這項任務可以在治療室或家訪期間完成。在想像理想的家居時，要求個案提供詳細訊息，例如家具的去向、可見的物品、存放物品以便於取用的地方等等。為每個空間繪製一個平面圖，說明家具和其他物品位置的家庭作業可以使一些個案有所獲益。許多個案沒有考慮他們如何裝飾他們的空間，因為雜亂阻止了這個選項。當治療時清除了明顯的雜亂後，可將這個練習擴展到實際的空間裝飾。

收集視覺化

要求個案想像一個會加劇他們囤積問題的典型收集情況。選擇一個他們即將遇到的情況，並且預期會遇到困難，例如：庭院拍賣、商店討價還價、看起來漂亮的商品或免費優惠。請參閱下面的範例，附錄有空白的「收集視覺化表」。

在書面中，要求個案想像自己只是看著物品而不是撿起它，大約一分鐘的寂靜，然後問：「你有多強烈的想要得到這個？」使用從 0（沒有收集的衝動）到 100（不可抗拒的衝動）的量尺，以及「當你看到這個物品時，你有什麼想法？」在「收集視覺化表」中記錄這些，以及他們想像場景的簡要描述。現在要求個案想像離開但沒有收集該物品，並且他們將無法再收集到該物品（失去機會）。允許大約一分鐘的寂靜視覺化，並再次詢問這個新畫面的痛苦評級以及他們對離開該場景有什麼想法。你可以使用範例來促進想法，例如：「你是否認為你錯過了一個非常好的購買機會？」其他例子可能是：「我會錯過重要的機會」或「如果我沒有得到這個，我將感覺不完整。」評論在收集行為的動機因素或連結個案模式關於的囤積的任何元素是特別重要的。如果他們無法想像令人痛苦的畫面，那麼你可以添加可能會讓畫面更真實的事物（例如，看到另一個購物者正考慮要

收集視覺化表的範例

想像一下你強烈想要收集某些東西的典型情況。在你的想像中，不要拿起該物品，只需看著它即可。請描述你想像的位置和物品。

在我最喜歡的寄賣店裡面。看到一雙適合我的高跟鞋。

對你收集該物品的強烈程度評分（0 ＝沒有收集的衝動，100 ＝不可抗拒的衝動）。

收集衝動： _100_

你想像這個場景時有什麼想法？

1. 這真的非常漂亮，非常合腳，而且價格便宜。我需要得到它。

2. 我不應該在我身上花錢，但我現在應該得到它，否則下次我進來時它們就會不見了。

3. 我去教堂時，可以穿著它，並搭配黑色和白色套裝。

再次視覺化這個場景，但這一次，想像一下沒有帶走物品。想像此時你有多不舒服（0 到 100）。

不舒服評分： _90_

請列出你認為可以幫助你不收集這物品的任何想法。

1. 我現在沒有錢。

2. 我已經有很多鞋子，並且我有雙顏色一樣的鞋子。

3. 我應該把它留給比我更需要它的人。

現在對你沒有帶物品就離開，你會感到多不舒服，從 0 到 100 評分。

不舒服評分： _70_

不要購買某物品）。

照片練習

　　許多囤積的人已經習慣於生活在雜亂的家中，以至於他們不再注意到雜亂，這可能是一種逃避的形式，或可能只是習慣。一些個案對自己房間的照片感到震驚，這表明這個外在有利觀點使他們能夠以不同的方式看到雜亂。對於一些個案來說，看到自己家的照片有助於他們識別問題並保持處理雜亂的動機。首次家訪後，請個案查看每個空間的照片，並註明他們看到照片時的反應。適當地探索他們的想法和情緒，以提高對問題嚴重性的認識和改變的動機。

實驗或練習

　　在治療開始時，個案通常希望很快就開始工作。計畫一些特定任務（稱之為「實驗」或「練習」），讓他們開始進行並幫助他們理解分類、丟棄和抵抗收集的挑戰。與個案合作設計任務，以提供對其信念的有效測試以及他們對問題的幫助需求。將此作為一項實驗，不要去期待對個案分配物品的能力（或抵抗收集的衝動）。最重要的結果是個案學到的東西，而不是他們在丟棄或避免收集方面的成功。

　　如果個案認為他們可以分類和丟棄不需要的物品但卻沒有時間這樣做，可以看看他們所說的是否屬實。請求他們清除（丟棄、回收）一些會引起中度不舒服的事情，並使用《自助手冊》中的「練習表」記錄他們對接下來幾個小時和幾天的感受。在一開始就問個案他們感到多麼不舒服（0 ＝沒有不舒服，100 ＝十分不舒服），然後再嘗試完成任務。每隔 10 分鐘左右繼續詢問評分，或者你在療程期間轉移話題到其他的治療計畫。當不舒服感下降時，把下降的情況告知個案，並在實驗結束時（在本次療

練習表範例

A. 這件物品是什麼（要清除或不要收集）？ <u>丟棄兩本舊新聞雜誌</u>

最初的不舒服感（0 ＝無至 100 ＝最大）<u>50</u>

B. 你做了什麼（沒有收集、廢棄、回收、轉贈，其他_____）？

<u>將兩本雜誌放進資源回收箱</u>

不舒服評分（0 至 100）　　　10 分鐘後<u>　45　</u>

20 分鐘後<u>　30　</u>

30 分鐘後<u>　20　</u>

40 分鐘後<u>　5　</u>

50 分鐘後<u>　0　</u>

1 小時後<u>　0　</u>

1 天後<u>　0　</u>

C. **對於實驗的結論：**<u>這沒有那麼糟糕。一開始我很可能需要雜誌裡的東</u>
<u>西，但過了一段時間，我認為這些新聞都是舊的，現在可能對我沒什</u>
<u>麼影響。然後我覺得丟棄一些東西是可以的。</u>

程或下一次療程中），詢問他們對經驗的結論。假若不舒服感緩慢下降或
根本不下降時，則將實驗延長至第二天或第三天，以幫助個案得出關於他
們不舒服的習慣化的結論。上面有一個「練習表」的範例，附錄中有一張
空白表單。

　　這個簡易的揭露提供了一些跡象以說明個案在分類、丟棄和不收集期
間如何對直接的練習做出反應。有些人會很快適應這種失落，而其他人可
能需要更多時間和更直接的干預來減輕不舒服感。這些探討還為後來的行
為實驗提供了基礎，以測試個案的特定假設。即使個案無法丟棄任何物
品，這些經驗也可以幫助你規劃下一步。在療程中的實驗後，請個案使用
「練習表」在家中自行進行類似的行為實驗。

把方法連結到模式

使用上述視覺化練習後，幫助個案將治療策略與其囤積模式連結起來。在整個治療過程中，治療室和家中的雜亂分類是大多數治療方法的基礎。這些方法是：(1)注意力集中、整理、決定和解決問題的學習技巧；(2)認知療法檢查和矯正錯誤思考；(3)暴露以減少強烈的情緒和逃避行為。我們通常從整理技能訓練開始，並應用在分類過程之中。在此之後，可以在練習期間使用認知治療方法。至於其他技能訓練的需求，取決於個案的症狀和治療進展。圖 6.1 說明了第 4 章所描述個案的易脆性、訊息處理問題、物品的意義和行為的解決方法。這些方法的練習都依賴療程之間的家庭作業，並假設治療人員（或教練）會在家中或收集場域幫助個案以促進暴露，直到他們可以自己承擔這些，就像家庭作業一樣。說明如何將個案的問題與治療方法連結起來的對話如下：

案例片段

治療人員：來談談我們的治療計畫和這會包含什麼。

個　　案：我一直想知道我們會如何解決這些問題。我好像有很多問題，有點不知所措的感覺。

治療人員：我意識到這對你來說似乎是這樣，但實際上，你的情況對於大多數有囤積行為的人來說是非常典型的，而且我們有幾種治療方法可以很好地解決這些問題。我們來看看你的模式，這樣我們就可以決定針對每件加劇囤積行為的事做些什麼。

個　　案：好的。我很高興聽到這至少有一個計畫。

治療人員：那我們從之前談到的訊息處理開始——集中注意力、決定和整理。這些可能是相互關聯的，通常最簡單的方法就是首先進行

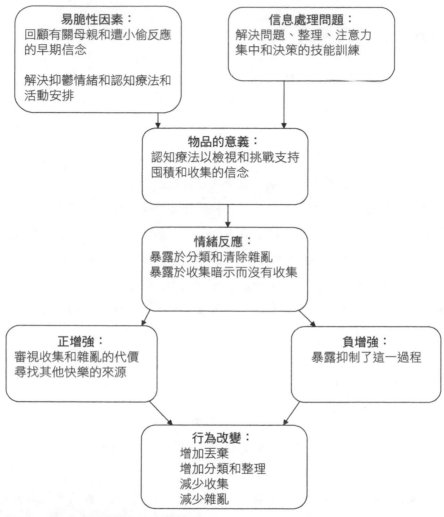

圖 6.1　包含治療策略的囤積模式

　　整理技能的工作，然後當你在分類東西時，再應用方法來集中
精力處理手頭的任務。因此，我們將制定一個非常全面的整理
計畫，並詳細說明物品應該去哪裡以及結果如何。

個　　案：是的，我確實需要這樣做，但我們沒有空間放東西，可以怎麼做？

治療人員：我同意，那我們把這個挑戰稱為「一個待解決的問題」。為此，首先我們將一起使用一些方法直接解決問題，只要我們知道它們屬於何處，就可以思考如何將物品送到該處。我會教你一些解決問題的技巧，因為我們可能會在治療期間定期需要這些技巧。〔**在提出此挑戰時，加強個案參與積極性**〕無庸置疑，在我們對雜亂進行大量分類之前，首先要做到這一點。

個　　案：所以，之後呢？

治療人員：我們需要制定一個整理計畫，這樣你可以提前決定要保留的東西。然後我們可以開始分類和將物品移到臨時和最終的地方。在我們進行時，我們可能會需要稍微調整一下計畫。如果你在執行任務時遇到我們之前提到的問題，我們可以嘗試一些策略來讓你保持專注。當我們遇到問題時，我可以提出一些建議。

個　　案：這需要多久？

治療人員：可能在接下來的幾個療程中，取決於我們找出有組織的計畫需要多長時間。

個　　案：好的。聽起來滿合理的。

治療人員：一旦開始，你將進行很多的分類動作，事實上這是治療的主要活動。當你在治療室和家中分類時，我會與你進行密切的合作，檢視你的想法以及它是否對你有意義。所以，當我們看你在模式中列出的易脆性部分，我們會知道這些易脆性與你維持雜亂和收集的信念有關。你和我將會用認知療法來研究這些問題。

個　　案：那是什麼？

治療人員：認知療法是我們一開始用於辨識當你嘗試分類和收集某些東西時，那些會影響你感受的想法的那個方法。我們接下來的步驟將會是由我提出問題，幫助你確定你的想法何時對你有意義，何時對你沒有幫助。我們會尋找其他想法，看看在某些情況下這些是否對你更有意義。例如，我們將在你的分類過程中討論對物品需求和浪費的想法。我們也可以使用認知療法來幫助憂鬱，憂鬱有時會妨礙分類。

個　　案：那我的情緒呢？它讓我急著分類物品和感到內疚。

治療人員：對。當你開始以不同的方式看待物品時，你也會對它們有不同的感覺。請記住，你的大多數感覺都直接來自你的物品或購買東西的想法。我們可以透過在實驗中測試它們來幫助減少你的恐懼，就像我們今天所做的那樣，看看你在丟棄某些東西後的感覺。你剛開始會感到不舒服，半小時後，你不會再那麼焦慮了。當人們一遍又一遍地練習一些困難時，通常會發生這種情況。

個　　案：我不確定我現在是不是已經做好準備。〔**在這個階段避免討論練習丟棄，因為對於那些還不知道為什麼自己可能需要丟棄物品的個案來說，這沒什麼意義。**〕

治療人員：我明白。這就是為什麼我們從整理技能和認知療法開始，然後當我們開始之後會做更多的分類和清除雜亂。這需要一段時間來累積，但你會發現這會變得越來越容易，事實上，隨著你的決定變得更快，你會更快地整理，因為你不會擔心你正在做什麼。

個　　案：好的，我想我明白了。我們開始整理與研究我的想法和其他事情。〔**鼓勵個案描述他們對治療如何運作的理解，這樣你就可**

以確認計畫並矯正任何錯誤的想法。〕

治療人員：沒錯。很難說這需要多長時間，但你確實有一點雜亂，所以我的猜測是我們需要大約六個月甚至更長時間。

個　　案：好吧，這並不是近幾年的問題，而是至少 20 年，所以幾個月我認為沒什麼嘛！

排除進展的障礙

即使是再積極主動的人也會遇到進展障礙。許多因素使處理囤積變得特別困難。其中一些是個人的，例如：憂鬱症、注意力集中的問題、強迫症症狀、健康問題和不知所措的感覺。其他是外在的，例如：缺乏社會支持、家庭成員或相關單位要求解決問題的壓力，以及由於非常忙碌的生活方式而沒有時間進行整理。使用第 8 章的問題解決方法探索個案的這些問題。根據我們的經驗，解決方案通常是可行的。第 11 章討論了與有各種併發心理問題個案合作的策略，包括共病憂鬱、強迫症症狀、注意力不足和偷竊。以下的策略是解決可以阻礙進展的其他潛在障礙。

對批評的敏感性

許多囤積個案在生命中受盡他人抨擊，亦為此變得非常敏感。在社交畏懼和憂鬱的個案中尤其明顯，他們很容易貿然斷定治療人員（和其他人）對他們的看法。要特別警惕個案對你的評論的看法。如果你懷疑有未釐清的問題，請詢問個案的回饋：

治療人員：有時人們會因我說的話而生氣或受傷。在發生這種情況時告訴我是非常重要的，這樣我才可以解決問題。在今天的療程期間有發生嗎？

隨後的討論可以提供一個機會來檢查錯誤的想法和感知批評的實際證據來矯正錯誤印象。

在第一次家訪時，囤積個案可能對批評特別敏感，特別當你是多年來第一個跨入門檻的人時。拖延進行個案家訪可能反映了對批評的強烈恐懼，即使是個案主動請求幫助他們解決問題的對象。從你的姿勢到你的面部表情，一切都可能被解釋為批評或反對。在第一次家訪時，要以實事求是的方式對待屋子的狀況，並避免任何形式的負面陳述，無論嚴重程度如何。務必訓練教練以同樣的方式回應。

生氣

預期在治療期間的某些時候，你的個案可能會對你生氣，因為你已經與他們多年來一直逃避的令人厭惡的任務連結在一起。這可能發生在分類療程中或當他們獨自工作並感到非常不舒服時。對於容易被批評激怒的個案來說，生氣可能是一種防禦性反應，或者對於一些具有這類個性特徵的個案而言，它可能表示懷疑和偏執的想法。以下是處理生氣的可能步驟，無論它是否合理：

1. 提出問題以釐清個案的感受，以及他們認為感知到的攻擊是有意或無意義的。

   - 聽起來你很沮喪。多說一下是什麼讓你有這種感覺？
   - 在這週，這有讓你很困擾嗎？
   - 你是不是因為我希望你這麼做而感到生氣？
   - 你覺得我故意變得刻薄的嗎？

2. 回饋並總結個案的陳述，並詢問是否正確：

   - 好，如果我理解正確的話，因為你在上次療程結束時感覺受到了我的攻擊和批評，所以你感到生氣。是這樣嗎？

3. 承認錯誤並簡單道歉。不要責怪個案、不要解釋他們的感受，或者不要暗示他們的不當，因為這會使個案前功盡棄並且拉遠你們之間的距離。

   ■ 對不起，我的舉動讓你感到煩惱。當我挑戰你的想法時，我想我犯了一個錯誤。我應該問你更多問題，以便更好地理解它。這是我的錯。

4. 在個案準備好時，探索生氣或沮喪的根源，包括認知偏差。例如，一位女性有著非黑即白和以偏概全的認知錯誤（見第 10 章）。一絲的批評或她自己的小錯誤會讓她得出如下結論：「她不只是做得不好，而是完全失敗。」她會對好的評價大打折扣，並判斷治療人員不贊成她的過早定論。治療人員使用蘇格拉底式問話（在第 10 章描述）；

   ■ 你認為我在批評你。我也說了一些關於你的好話，你聽到了嗎？

   ■ 這很有趣；為什麼你認為你不在意他們？你聽到正面的評論時感覺如何？

   ■ 你對其他好事也會這樣做嗎？當你成功的時候？

   ■ 聽起來你的「可接受」標準非常高。你多常能達到這標準？

5. 制定假設並對其進行測試（參見第 10 章中的行為實驗）。例如，對於一些具有完美主義標準並且感覺其他人對他做出負面評價的個案，可以這樣問：

   ■ 下次當你認為我批評你而你開始感到生氣時，你願意嘗試做個實驗嗎？你能不能問我是否打算批評你？然後我可以告訴你我在想什麼，我保證我會說實話。這將告訴我們你對批評的恐懼出現的頻率，以及你是否對自己很嚴厲。你說過這種情況也會發生在其他人身上，如果你相信他們對你誠實，你也可以問他們同樣的問題。

   ■ 你可以嘗試一個實驗來測試一個錯誤是否意味著你就是一個失敗

者。本週你有什麼可以為自己安排的事情，你可以犯些小錯誤，看看你是否仍能對你做得好的那些部分感到良好？

感到不知所措

在很多空間都呈現翻天覆地的雜亂時，個案可能會對於處理它們的前景感到不知所措。這個問題看起來如此巨大，以至於很難知道怎樣或從哪裡開始，或者是否有可能取得進展。這可能導致拖延和逃避家庭作業。透過簡單、逐步的方式討論他們強大的感覺和結構性任務以幫助個案。要求個案指出任務何時變得過於困難，並在他們覺察到負向情緒時做出立即的報告。

需要社會支持或指導

取得進展的潛在障礙是他們的努力缺乏其他人的支持。根據我們的經驗，許多有囤積問題的人很難自己取得進展。空間裡其他人的存在（即使交流很少）可以提供情感支持，減少不舒服的感覺，並幫助注意力分散的個案保持專注。支持性的他人也可以提供正增強，單單是知道有人會探訪就可以成為強大的動力。詢問個案誰可以在工作時提供平靜的存在，而不會干擾他們的努力，如果這些支持性的家庭成員或朋友可以作為教練提供幫助，請與他們及個案安排對話，以提供有關囤積的訊息及做什麼和不做什麼的指導。理想情況下，教練可以在家庭療程期間出席，以觀察你與個案合作。附錄中提供了教練指引。

這需要十分謹慎。許多家庭成員不會成為好教練或幫助者，家庭成員難以打破長期的「批評和控制」模式。即使有明確的指示和適當行為的準則，一些家庭成員也不能避免偷偷丟棄個案的物品或破壞進展的批評意見。如果是由家人或其他人參與治療，一定要預料到這些問題。

情感的迴避

　　一些個案試圖迴避負向情緒並過早得出有關物品含義的結論，而不實際處理他們的想法和感覺。也就是說，他們立即決定保存某些東西而不是實際考慮該物品的真實價值。解決這個問題的一種方法是讓他們在決定丟棄物品之前先談談他們對物品的想法和感覺。這種「處理時間」使他們能夠更充分地體驗物品的意義，並防止他們迴避物品保留或丟棄的決定所帶來的不舒服感受。

不尋常的信念

　　我們偶爾會遇到與囤積問題相關的不尋常信念，例如對死亡的恐懼。一位老婦人說：「上帝不允許我在一個如此混亂和骯髒的地方死去。」她的結論是，如果她清除了雜亂，那麼她是時候死亡了。另一位老年個案報告說，打掃房屋意味著她該搬到療養院了。在差不多的情況下，一些個案在多年沒有這樣做之後，突然開始清除雜亂，他們擔心他們會對包括生命在內的一切事物失去興趣。這些擔憂反映在經過相對成功的一段時間後突然拒絕進行整理工作。

　　在這種情況下，治療人員可以探討問題的根源，並使用認知策略來處理錯誤的信念。我們建議不要直接挑戰這種信念，直到你的個案準備好檢視它為止。例如，丟棄某些具有潛在用途的浪費信念可能反映了個案作為一個負責任和善良的人的身分。挑戰這些想法可能會引起個案的懷疑，懷疑治療人員是不是不尊重他們的看法。詢問個案澄清他們的信念以及他們如何得出這個結論，但要將這一問題集中在如何將他們的信念融入實用的生活方式中。

特殊議題

由於執法人員、社區機構或家庭成員威脅要離開或正在計畫採取嚴厲措施清除雜亂，導致有時候個案面臨迫在眉睫的消除大部分或全部雜亂的最後期限。在這些情況下，可能需要密集的方法，需要找到如何在分類療程使更多人一起參與。個案可能會聘請專業的整理者或清潔公司來提供幫助。這些專業人員中的許多人都有處理囤積的經驗，並且對個案的問題有敏感性。另一種選擇是訓練朋友、家庭成員、輔助專業人員或學生助理，以協助個案進行分類和運輸。如果雜亂包括大量的人或動物排泄物，會造成健康風險，清潔機構可能是必不可少的。

我們的提醒是，囤積問題可能會給治療人員帶來相當大的挫敗感。雜亂的進展起初可能很慢；耐心和樂觀是治療人員的重要特徵。請記住，早期治療的大部分工作是幫助個案學習技能並改變他們對物品的想法，而不僅僅是為了減少雜亂。過分關注雜亂（這只是囤積問題的一種表現），也可能使治療停止進展。

家庭作業

這一部分的家庭作業可以是自我教育任務，也可以是幫助個案收集訊息以鼓勵在整個治療過程中有助益的自我觀察技能任務。強調家庭作業的重要性如下：

> 我會要求你每週做一些功課。我們會一起討論在合理範圍內你可以做些什麼。只要你同意做這些功課，我會期望你去做或告訴我發生了什麼事。這非常重要，因為我們每週只會見一次，如果在每週的見

面之間沒有進行大量的工作，我們就無法有效地處理囤積行為。這對你來說並不容易。你確定你要這麼做嗎？

最後一句的問題旨在幫助解決早期對於治療的熱情問題，然後是動機和效能的衰減。以下是此目標設定和治療計畫階段的推薦家庭作業：

■ 完成「目標表」的『個人目標』部分（《自助手冊》第 44 頁）。

■ 監控分類、丟棄和收集過程中的想法和感覺，以幫助進一步了解囤積模式。

■ 在家中使用視覺化練習。

■ 讓個案關注他們的想法，同時在丟棄時使用《自助手冊》中的練習表。

第 7 章　減少收集

（對應《自助手冊》的第 5 章）

需要資料

- 個案的囤積模式（第 4 章）
- 收集問題表（在《自助手冊》）
- 暴露練習表
- 不合理思考模式清單
- 向下追問表
- 需要收集量尺
- 想要收集量尺

大綱

- 幫助個案引起收集問題
- 與個案一起制定減少收集的漸進階層
- 幫助個案識別和參與愉悅的替代活動
- 在不收集練習中加入認知策略

我們注意到絕大多數囤積症個案具有過高的收集需求。其中大多數涉及強迫性購買，而大量收集免費物品是明顯存在的問題。在第 4 章，我們注意到過度收集往往是由於難以抑制收集的正向情緒（愉悅、享受）所強化的收集慾望。這類似於當人們賭博或參與其他類似成癮活動時的「亢奮」體驗，並且認為收集是衝動控制障礙。有時收集是為了減輕憂鬱、痛苦、孤獨和其他不愉快經歷等負向情緒。在這些情境中，它代表了對情緒自我調節的企圖。如同分類和丟棄的干預措施，這個問題的治療需要在引起收集和修改收集信念的情況下進行練習，目標是增加對這些衝動的容忍度。這些練習特別注重引發強烈收集衝動或收集免費物品的暗示，讓個案能夠有效抵制這些衝動。

我們建議你在個案能夠避免加劇雜亂問題時，盡快進行有關收集行為的工作。然而，如果收集對雜亂的增加尚算平緩時，那麼收集的工作可以與分類、整理和丟棄物品同時進行，也可以在這些部分的技能訓練有素之後再開始。關於治療順序的決定取決於這些領域之問題的嚴重程度。一些囤積症個案無法意識到治療過程中變得明顯的收集問題；有些人透過避開他們無法控制衝動的地方來控制他們的收集。如下所述，從長遠來看，逃避很少有效。在向個案詢問收集的情況時，請記住這些可能性。

檢視收集模式與治療規劃

當然，收集行為的干預應基於評估期間的資料收集（見第 3 章）和個案模式（第 4 章），以了解收集的發生與增強的方式和時間。評估將澄清個案是否收集免費物品；或接收他人的物品；有訂閱（雜誌、報紙）；從目錄、電視或網絡上訂購；從垃圾桶中撿東西；在商店購物、庭院拍賣或跳蚤市場買東西；買額外的東西；或偷東西。練習情境必須設計為符合典型的收集場所及個案難以抗拒的物品。認知方法會專注於在模式中難以抗

拒收集衝動的已識別想法和信念。

在第 6 章，我們建議讓個案想像一個或多個最常見的收集情況，以釐清激發和強化收集的因素。因為收集伴隨著愉悅的感覺，能幫助個案抑制他們的衝動去尋找其他的愉悅來源。這就像幫助有酒精問題的人除了去當地的酒吧會合他們的酒友以外，找到其他地方、活動和同伴。同樣地，收集行為有時會是應對或情緒調節策略，因此必須尋求應對不愉快情緒的替代方法。一定要投入足夠的時間來釐清與收集相關的愉悅和痛苦舒緩的替代物。如果沒有這樣做，就好像對失敗和復發開了一道門。

迴避收集觸發點

有時，個案可以透過簡單地避開收集情節的觸發點來控制他們的過度收集。例如，他們週六早上不外出，所以他們不會看到正在進行的舊物出售／車庫拍賣。只要個案的動機仍然很高，這種策略在短期內可能會有效，但長期來說，這種收集暗示的迴避效用不大。仔細評估這一點，以確定什麼時候迴避是一個明智的決定以及什麼時候它不再奏效，屆時是時候讓他們學習在平常觸發收集時控制衝動。這將需要練習如下所述的收集情況。

注意力集中

我們注意到有關囤積症收集情節的一件事是，個案的注意力可能會窄化，因此他們在收集時並不知道他們正在做什麼。他們過度專注對某物品的渴求和優美的外觀，而沒有考慮他們沒有錢、空間或對該物品的需求，或者他們已經有十幾個類似的物品。一個非常簡單但有效的策略是要求個案在收集某些東西之前列出一組他們認為合理的問題（見《自助手冊》第53 頁的「收集問題表」）。我們要求他們隨身攜帶這張表單，並在面對

收集情況時將它拿出來。如果在回答問題之後，他們仍然希望收集該物品，那麼他們可以自己決定這樣做。這個做法可以使收集過程的思考變得更加廣泛，以發揮減少收集衝動。常見問題可以在下面找到；鼓勵個案使用此列表中的問題以及他們認為有幫助的其他問題。

關於收集的相關問題

■ 這符合我個人的價值觀和需求嗎？

■ 我已經有類似的東西了嗎？

■ 是不是只是因為我現在感覺不好（憤怒、憂鬱等）而購買？

■ 我會不會在一週內為了得到它而後悔？

■ 我可以沒有它嗎？

■ 如果它需要修理，我是否有足夠的時間做這件事，還是我的時間花在其他活動上？

■ 我會在不久的將來實際使用到這個物品嗎？

■ 我有特定的地方可以安置它嗎？

■ 這是真的有價值或真的實用，或者只是因為我正在看著它？

■ 它品質（精密、牢靠、有吸引力）好嗎？

■ 獲得它是否會阻礙我解決囤積問題？

優點和缺點

對於囤積的其他組成部分，個案概念化（第4章）有助於釐清強迫性收集對個案有何得益，以及釐清他們正在透過對衝動的退讓來逃避什麼。通常，個案認為收集使他們在感到痛苦或沮喪時感覺更好，但他們並不都能注意到這種影響是短暫的，並且長期影響會導致他們不快樂。探討收集優點和缺點〔使用《自助手冊》第5章第55頁的「收集優缺點工作單」）能夠加強個案對改變的渴望。

表7.1 列出了收集好處的典型原因、收集缺點的例子以及不收集的優點。幫助個案思考他們對於自身的行為所列出的優缺點證據的重要性。

表 7.1　收集的優缺點

收集的優點	收集的缺點	不收集的優點
■ 感覺良好（有點「興奮」）	■ 增加金融債務	■ 有更多錢去擁有其他我想要的東西
■ 不會因為錯過物品而感到內疚	■ 對於債務感到焦慮	■ 有更多空間展示漂亮的東西
■ 減少對配偶的挫敗感	■ 我的配偶對財務狀況的批評	■ 有更多空間來執行我的計畫
■ 如果我沒有得到這物品，可能會失去一個重要的機會	■ 由於沒有足夠的空間容納物品而增加了雜亂	■ 更能控制自己的生活（我可以選擇而不是被迫購買）

建立收集規則

一旦個案同意他們需要減少收集物品，幫助他們建立規則來實現這目標，特別是對於加劇問題程度的物品或活動（例如：前往舊物出售）。例如，個案可能決定不收集，除非他們：

- 計畫在下個月使用該物品。

- 有足夠的錢（不是信用卡）來支付該物品。

- 有一個整潔的地方安置物品。

有些規則可能是暫時的。例如，可以讓個案在短期內取消所有雜誌和報紙的訂閱，並限制他們購買這些書報的數量，直到雜亂程度降低到一定水準以下。這種策略的優勢在於，它對個案來說感覺不那麼激烈，同時也讓他們減少收集。

練習活動

處理收集問題需要將個案暴露於其收集衝動的情況下進行練習。重複練習不收集可以訓練個案忍受不能得到渴求物品的不適感，並帶來與此相關的意義變化（例如：犯錯、在需要時沒有額外備份物等）。以層次結構的方式安排不收集練習，從容易的經驗開始，逐步進入困難的經驗。通常這意味著越來越接近喜愛的收集地點和物品。

為了鼓勵個案面對不收集他們想要物品的恐懼和不適，圖 7.1 的圖表可能會有所幫助。這個圖表從 0（沒有）到 100（最大）表明了收集衝動程度和不適感的降低。受試者是八名有囤積行為和收集行為的成員，他們在一次我們的工作坊後，自願參加與一名治療人員進行不購物練習。這些人注意到他們離開那個通常會購買東西的商店後，在幾分鐘內大大減少了不適感。大約 20 到 30 分鐘後，當他們離開購物中心時，他們的衝動和不適感只是輕度到中度（強度降低 50%）。不適感的快速下降，讓很多人感到驚訝！

針對透過商店一直購買物品的個案，可以從此開始他們的練習，我們

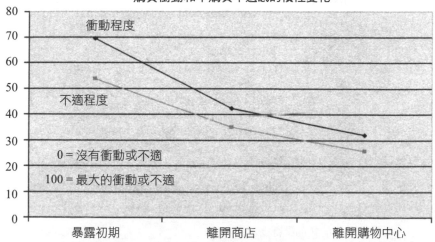

購買衝動和不購買不適感的慣性變化

圖 7.1　在國際強迫症基金會工作坊的不購物練習期間，八位收集困擾者的購買衝動和不購買不適感程度的逐漸降低

稱之為「不購物路過」（drive-by non-shopping），亦即在商店中穿梭而不接觸東西，繼而觸摸物品而不購買任何東西。將這些情況結合「收集表」（見第 4 章）和第 6 章使用的「收集視覺化」任務中的訊息。在與個案一起制定有可能的練習情況列表後，幫助他們排序從最少到最痛苦的物品，或者可以將其分配為家庭作業。表 7.2 為練習階層的例子。

一旦制定了練習階層，決定個案可以單獨或在教練（家人、朋友等）的幫助下進行哪些練習，以及哪些練習應該在你的幫助下完成，因為購買或收集衝動可能太難以抵抗。例如，經過和站在商店外可能相對容易讓個案單獨或與他人一起完成，但進入商店內可能更難。我們建議你至少陪伴你的個案一次，以確保他能完全暴露在這種情況並能夠學習有效的應對技巧（例如：使用問題、優點／缺點、下面描述的其他認知策略）。

要安排夥伴參與不購物，確定一位教練（見第 6 章），例如樂意和樂

表 7.2　練習階層範例

情境	不適感（0 至 100）
1. 開車經過我買過東西的商店	10
2. 開車經過舊物出售或跳蚤市場	20
3. 站在大減價的商店外	20
4. 站在我買過東西的商店附近	30
5. 在清倉拍賣附近走動，但不購買任何東西	40
6. 走進我喜歡的商店，但不購買任何東西	50
7. 走進大減價的商店內，但不購買任何東西	60
8. 在唱片行看到我想要的 CD，但不購買它	70
9. 對我花了很多錢的物品進行退款	80
10. 在我常去的一家商店裡找到我的尺碼的特價衣物	80
11. 在我最喜歡的商店試穿特價衣服，但不購買它	90
12. 找到一件我渴望很久且價格優惠的東西，但不購買它	100

於助人的家人或朋友，並決定在答應任務之前是否應該先與幫助者交談。這取決於你的個案對該人遵循任務架構能力的信心以及你對個案可以準確解釋任務的信心。如果對這兩者中的任何一個有疑問，請安排直接與任務夥伴和個案一起直接對話（當面或使用電話）。

　　要求個案每 10 分鐘或每當他們注意到不適感變化時，以 0 到 100 來記錄他們的不適程度，這可以在個案或任務夥伴攜帶的小卡上記錄。根據不適感降低的速度，調整在那場景下的時間。我們的目標是讓個案待在商店時體驗到他們的不適感和收集物品衝動明顯減少。但是，早期因為夥伴的存在，視覺暗示引起個案抵抗的強烈衝動或許是不可能的。隨著練習的增加（儘管有暗示不收集）和使用有效的應對策略來控制不適感，衝動會降低。要求個案不僅要記錄練習過程中的不適程度，還要記錄他們的應對方法，以便討論這些方法的效果。

為有嚴重收集問題的個案規劃重複練習，並在個案可以參與的計畫和討論不收集時，可以加入組織、分類和丟棄等工作。所有不收集的練習層級物品都應該在整個治療過程中持續進行，直到個案能夠輕易抵制所有有問題的情況。

享受和應對方法的替代活動

對於購物或收集已成為其主要享受來源的個案，幫助他們找到同樣愉快和充實的替代活動。要求個案進行腦力激盪，列出一系列替代方案，特別是那些可以自發地、單獨地和／或在朋友的陪伴下，在家裡和外出進行的替代方案。請參閱以下建議。

愉快的替代活動清單：

- 參觀博物館或其他感興趣的展覽場所（歷史悠久的房子、當地展覽會）

- 到圖書館查看要閱讀的書籍

- 閱讀圖書館借來的書

- 在電影院或家中看電影

- 和朋友一起去餐廳用餐

- 與朋友散步或遠足

- 參加演講或講座

- 參加當地高中的成人教育課程

- 參加社區會議或聚會

然後使用 0（無）到 10（最大）量尺，問他們期望每個活動是多麼令人愉悅。選擇兩到三項似乎最可行、最愉快、最符合個人目標／興趣的活動，並在未來幾週內將這些活動指定為家庭作業，注意確定個案規劃進行此些活動的時間，並記錄他們預想中的享受程度及在活動期間實際體驗的享受程度（0 到 10）？這種行為實驗使他們能夠嘗試能否以不收集活動替代收集活動所帶來的愉悅感。

同樣重要的是為個案提供其他方法來緩解痛苦或煩躁不安。上面列出的一些活動對此有所幫助，而其他活動可以生成和測試以確定他們如何有效地減少負向情緒。

改變對收集的想法

第 10 章包含使用認知治療方法減少問題想法和收集情境衝動的詳細說明。下面的基本方法可以在治療室實施，用以計畫暴露和非收集練習情況。

錯誤的思考模式

辨別習慣性（自動）強化收集的思考方式，幫助個案學會避免心理陷阱。請個案參閱《自助手冊》第 59 頁中的不合理思考模式清單 [1] 列表，以說明其中一些模式。

- **全有或全無的想法**（all-or-nothing thinking）：以「最」、「所有」、「無」等極端詞語為例的非黑即白想法，往往反映出完美主義的標準。例如：「這是我見過最漂亮的茶壺。」「如果我不能把這個提醒物帶回家，我會忘記所有關於它的事情。」

---

[1] 引自 Burns, D. (1989) *Feeling Good Handbook* (New York: Morrow).

- **過度推論**（overgeneralization）：從單一事件到所有情況的推論，使用「總是」或「從不」這樣的詞。例如：「我總是後悔沒有買到這樣的東西。」「如果我現在沒有得到它，我永遠不會有第二次的機會。」

- **妄下結論**（jumping to conclusions）：缺乏支持事實的情況下預測負面結果。例如：「只要我一丟棄某個物品，我就會需要它。」

- **災難化**（catastrophizing）：誇大可能結果的嚴重性。例如：「如果我現在不買，我會永遠後悔。」

- **否定正面的事**（discounting the positive）：不願承認正向經驗。例如：「是的，我想我抑制了這種衝動，並節省了一些錢，但如果我不能停止思考呢？」

- **情緒化推理**（emotional reasoning）：使用情緒而不是邏輯，以感情取代事實。例如：「如果我不帶走它我會感到不舒服，所以我應該得到它。」

- **道德推理**（moral reasoning）：「應該」的陳述（包括「必須」、「應當」、「一定要」）伴隨著內疚和挫折；通常由完美主義標準驅使。例如：「我必須得到這本雜誌，否則我不會知道所有的事實。」

- **標籤作用**（labeling）：在自己或他人身上貼上負面標籤。例如：「我沒有好好珍惜這個大特價，我一定是個白痴。」

- **低估及高估**（under- and overestimating）：低估完成任務的時間或低估應對能力，或相反地，高估一個人完成任務的能力或這樣做的情感代價。例如：「我知道我有很多雜誌，但我終究都能讀完它們。」「如果我沒有得到這個，我就無法處理。」

請求個案在下週的療程中檢閱家庭作業列表並討論他們自己的思考方式。透過詢問他們的想法以及出現錯誤思考的時間，幫助個案在收集練習過程中了解其思考模式，參考列表並詢問可能是哪一個。一旦辨識出錯誤，透過詢問：「另一種思考方式是什麼？」來討論替代想法。如果個案在尋找替代想法時遇到問題，那麼建議一個想法（例如，即使我對不收集它感到不舒服，我還是可能習慣它）並做出討論。

向下追問法

向下追問法有助於識別對不收集的恐懼，以及對自己和他人的強烈（核心）信念。介紹此方法並將其描述為：「有助於澄清想法和信念的認知技術。」例如，在收集練習期間，要求個案選擇一個他們沒有獲得它會引起中度不適的物品，並在「向下追問表」中列出。詢問他們對不收集此物品感到多麼苦惱（0 至 100），並在每次回應後繼續提出一系列重複性問題：

■ 那意味著什麼？

■ 如果發生這種情況，那意味著什麼？

■ 那最糟糕的部分是什麼？

■ 還會發生其他事嗎？

如果個案說出與收集任務無關的想法，請詢問：「你對此有任何其他擔憂嗎？」如果個案無法識別更深層次的意義，則不用詢問。在達到個案的底線（沒有更進一步的想法）後，將最終信念或災難性恐懼與原來的假定連結起來，以幫助個案了解他們自己的臆測。使用這種方法可以更好地了解個案在練習中特別難以抗拒的強烈衝動原因。在下面的範例中，一個

個案難以抗拒折扣店中的 DVD 銷售，並且想要購買其中的幾片。

案例片段

治療人員：好的，很明顯這個討價還價難以抗拒。你對於不買這些有什麼想法？

個　　案：嗯，這是一個非常好的折扣。如果我買了，我可以省幾十塊錢。

治療人員：如果你沒有買它們，會發生什麼事？

個　　案：我會錯過一個好的交易。這是一個機會。

治療人員：你錯過了一個機會。那是什麼意思？

個　　案：我會錯過那份愉悅。

治療人員：這有什麼不好的？

個　　案：我會感覺很糟糕，被排擠在外。

治療人員：那最糟糕的部分是什麼？

個　　案：我知道這聽起來很蠢，但感覺我永遠不會享受自己。我永遠都不會變好。

治療人員：所以，我想你是說沒有完成這筆交易意味著你永遠不會享受自己？是這樣嗎？

個　　案：不，我想不是，但這似乎是目前非常重要的。就像我錯過了。

治療人員：錯過。你認為這個想法是從哪來的？

　　就這一點來說，治療人員和個案可以探索不利用特價銷售或討價還價是如何與個案心中的無法享受自己連結起來。例如，這可能源於早期的剝奪經驗，儘管情況並非總是如此。透過蘇格拉底式問話（見下文和第 10 章）可以進一步探索一種替代方法來抵抗對個案更有意義的討價還價。在 www.ocfoundation.org/hoarding/videos.aspx 中有影片提供了 Frost 博士在不

121

購物行程中使用向下追問法的示例。

蘇格拉底式問話

　　為了幫助檢驗收集的意義和收集需求的證據，蘇格拉底式問話可以關注在個案是否真的認為不購買該物品意味著會伴隨著不幸後果（如：「我永遠不會再感覺愉快。」「我的生活沒有任何意義。」「我不會被別人接受。」）例如，如果向下追問提問導致個案說：「如果我不買這個，我會覺得很蠢」（情緒推理），然後考慮以下類型的蘇格拉底式問話來檢視證明。請注意，某些技術使用一次以上，焦點會略有不同。

■ 其他沒有收集此物品的人也是愚蠢的嗎？〔雙重標準〕

■ 如果我沒有收集它，你會認為我是愚蠢的嗎？〔以治療人員為例，採取不同的視角〕為什麼不呢？

■ 如果你沒有買這個，對你來說最準確的意義是什麼？

■ 當你不買東西時，你通常會感到愚蠢嗎？〔類推到其他情況〕

■ 你接觸的一切都不是機會嗎？你不應該全部都買嗎？〔魔鬼的擁護者〕為什麼不呢？

■ 當我們討論收集的利弊時，我認為你得出的結論是，利用所有收集東西的機會干預你想要過生活的方式。〔回憶矛盾的訊息〕如果這是真的，那麼如果你沒有得到這個，這如何符合你是愚蠢的想法？〔評估邏輯〕

■ 我很想知道是否犯了任何錯誤意味著你是愚蠢的？〔類推到其他情況〕

■ 其他人或我呢？如果我們犯同樣的錯誤，我們應該感到愚蠢嗎？〔採取另一種觀點〕為什麼不呢？

當個案開始定期質疑他們的假設並挑戰將自己視為為愚蠢（或「錯過」或其他下追問結論）的有用性和準確性時，請詢問他們認為這些想法的起源（例如：有影響力的過去經驗）。這有助於鞏固最初假設（「我應該買這個不然我是笨蛋」）變得可疑時的不同觀點。這種變化通常是逐漸發生而不是一次性發生，所以在放棄強烈信念之前，你需要重複這些質疑的方法。

估計概率和計算結果

個案常常高估他們收集物品的價值（吸引力、實用性好處），並低估實際有效地使用物品所需的時間（例如：修理東西、創造手工藝品、閱讀報紙或雜誌）。幫助個案了解他們實際受益於他們想要收集物品的可能性，但要確保對話不曾變演為爭論。與動機訪談一致，避免連續詢問太多問題，如果個案的回答表明是有抗拒的，那麼晚點再回到問題或採取另一種方法。一些問題可能涉及他們需要多長時間才能用完 20 瓶洗髮精，來衡量儲存它們所需的空間以及他們希望在相當長的一段時間內使用相同的物品。如果個案習慣性地從垃圾桶中挑選破損的物品，那麼詢問他們實際修復和使用了多少物品（不僅僅是有用的，而是實際使用它們、販售它們，或者完成對物品的原本計畫）？已修好的物品與仍然破碎的物品的比例是多少？按照這個速度，在五年多的時間裡會有什麼結果？對於有強迫性購買問題的個案，按照目前的支出率，他們將在一年或兩年內積累多少債務？

定義重要性：需要與想要

思考方式往往會導致個案將物品的重要性放大，以至於認定獲得它們是十分重要的。為了幫助個案根據自己的目標和理性思考決定物品的真正

價值，他們需要區分他們真正需要的東西和他們想要的東西。《自助手冊》中的定義重要性和價值量尺對此非常有用。

選擇你的個案最近收集或希望收集的物品，但似乎沒有計畫使用或需要。要求他們按照從 0（完全不需要）到 10（非常需要）的等級來評估他們對它的需求。然後透過讓他們想一些他們沒有的話將無法生存的物品（如食物和水）來幫助他們調整量尺。繪製比例（如下）並將這些物品置於數值為 10 的「用於生存需要」標題下。接下來，要求個案思考他們可能想要的東西，但他們不需要或不期望收集的物品，比如賓士轎車或鑽石項鍊。將此值指定為 0。因此，需求量尺如下：

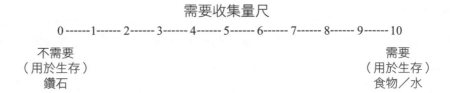

指定不同的需求維度可能是有用的，例如安全、健康、就業、財務和娛樂。還要詢問可能被指定為中等需求的餐具、床單、行李箱等的物品。請注意，需求的水準要考慮家中已有多少物品（即第 10 套床單的價值遠低於第 1 套）。現在要求個案重新調整在這個量尺中他們對於一開始想要收集物品的需求。由於他們擴大了對所需物品及其目的的看法，因此物品的評級可能會下降。

現在，要求個案創建一個想要量尺，並也按此比例對物品進行評級。例如，最不喜歡的食物（利馬豆）和最喜歡的食物（巧克力蛋糕）將不會獲得相同的想要評級，但他們可能會根據飢餓程度得到類似的需求評級。

想要收集量尺

0 ----- 1 ------ 2 ------ 3 ------ 4 ------ 5 ------ 6 ------ 7 ------ 8 ------ 9 ----- 10

不想要　　　　　　　　　　　　　　　　　　　　　渴望要

提出以下問題，幫助個案重新評估他們對該物品的渴望：

■ 你需要多少錢來買這個東西？

■ 沒有它你會死嗎？

■ 沒有它會損害你的安全嗎？

■ 你的健康會受到危害嗎？

■ 你的工作必須有這個嗎？

■ 你是否出於財務目的而需要它？（例如：稅務或保險紀錄）

■ 你有其他原因表明你需要它嗎？

■ 你希望物品在多大程度上超出實際需要量？

在討論生活中其他重要目標與物品真實價值的關聯後，請個案重新評估他們對該物品的渴望。如果這已經減少了，請討論這練習的哪些方面是有用的，以及他們如何在非收集性的家庭作業練習中使用這種方法。

家庭作業

選擇你和個案合作的家庭作業，個案至少要有 75%的信心可以做到（高自我效能）。

■ 在外出期間攜帶收集問題表，並盡可能將其護貝。

- 使用《自助手冊》中的暴露練習表列出潛在的練習情況；從最少不適到最不適的順序排序。

- 選擇個案在下一次療程之前練習的非收集情境；保留這些紀錄以供療程時討論。記錄每種情境的脈絡和物品。

- 在外出練習時注意識別錯誤的思考（thinking errors）。

- 在不收集練習中使用選定的思考策略（優點／缺點、估計概率和結果、需要和想要量尺、收集問題列表）。

- 計畫愉快的活動作為在一週內收集行為的替代方案，並記錄在這些活動期間所經歷到的預期和實際愉悅程度。

第 8 章　訓練技巧

（對應《自助手冊》的第 6 章）

需要資料

- 家訪時的照片（強烈建議）
- 任務清單
- 整理計畫
- 個人整理計畫
- 準備整理表
- 紙張保存時間列表
- 紙張歸檔表
- 第 7 章關於物品的問題

大綱

- 訓練個案使用問題解決技能
- 幫助個案發展整理技能
- 幫助個案制定和實施個人整理計畫
- 教導整理紙張和創建歸檔系統的策略

如第 1 章所述，大多數有囤積問題的個案表現出訊息處理缺陷，干擾他們如下能力的效能：(1)解決問題；(2)分類和整理物品；(3)保持集中於整體目標和分類任務。他們家中雜亂的混亂性質是這些技能缺陷的衍生。通常情況下，個案已用了相當長的時間為整理做努力，但效果甚微。

許多囤積個案是缺乏效能的問題解決者。例如，他們發現很難弄清楚如何在家中移動物品、如何將不需要的物品丟出家門，以及如何處理日常問題，如時間管理、按時支付帳單、預約與赴約，和找到可以幫助滿足各種需求的人員和機構。由於許多囤積個案無法持續專注在重複性事務，如整理和分類（Hartl, Duffany, Allen, Steketee, & Frost, 2005），治療人員必須使用有助於集中注意力並限制任務範圍和持續時間的策略。許多個案嚴重依賴於保存物品以便記住它們，而導致大量物品把家具和地板覆蓋。透過在視線內放置物品而提供的短期緩解遠遠超越了在雜亂中丟失物品的長期代價。此外，囤積個案往往會在分類自己的東西時創建太多類別（Wincze et al., 2007），並且無法概念化儲存物品的方式和位置。學習解決問題並將物品分類、歸檔和存放在視線之外對於成功解決囤積問題至關重要。

本章的干預策略旨在訓練個案，以提高他們解決問題的能力，並採用逐步的整理方法，同時保持他們對目標和任務的專注，這些方法可以按任何順序使用，具體取決於個案的需求。不是每個人都需要所有的技能，我們建議在此技能訓練模組上至少花費兩個連續的療程，這樣可以在將這些技能與其他認知行為方法交互運用之前先鞏固基本技能。專業整理者的著作和對於解決注意力缺陷問題的手冊等出版物可以提供額外的策略（參見延伸閱讀）。

教導個案和建立目標

在個案概念化（第 4 章）的工作完成後，透過指出哪些技能問題加劇個案的囤積行為來介紹技能訓練主題。以下的介紹是一個例子：

> 我認為可能有一些技巧可以幫助你解決這個囤積問題。很多有囤積問題的人都難以有效地解決問題。你和我已經討論出了一些需要解決的問題。例如，你只是想知道如何管理你的時間來完成囤積問題，所以這個時間問題就是我們可能會在這次開始的主題。今天，我想談談問題解決的一些步驟，這些步驟可以幫助我們解決這個問題以及我們工作時可能出現的其他問題。
>
> 另一個技能問題是，大多數有囤積問題的人需要一些幫助來學習分類和整理他們的物品。從我們之前的討論中，我認為你也屬於這種情況。我知道你喜歡把東西放在看到的地方，這樣你就不會忘記它們，但是你也說你很難記住物品的位置。雖然這可能不是你刻意的，越把他們放在視線範圍可能會讓你在真正需要它們的時候更難找到它們。你覺得怎麼樣？〔等待回應〕
>
> 我想建議我們可以建立一些適合你的歸檔系統。這對你來說聽起來怎麼樣？

此時，與你的個案一起決定你在這部分工作的目標。這些可能包括：

■ 學習系統性策略來解決囤積工作中出現的問題。

■ 定義要保留物品的類別。

■ 確定整體的整理計畫，包括保存每類物品的位置。

- 制定分類和移動物品到臨時和最終目的地的計畫。

- 確定不需要物品的類別（例如：給別人、給慈善機構、回收、垃圾）。

- 計畫如何處理不需要的物品。

- 制定計畫，定期將新收集或最近使用的物品放在它們所屬的地方。

- 決定如何使整理和清理過程盡可能愉快。

系統性問題解決

表 8.1 顯示了問題解決的簡單步驟，你和你的個案可以用於分類和整理工作期間出現的問題。

這種問題解決的方法可用於處理治療期間出現的各種帶來壓力的生活問題。以下是適合的問題類型的簡短列表：

- 無法讓自己開始分類工作。

- 無法弄清楚如何在家中移動物品，因為沒有地方放置它們。

表 8.1　問題解決步驟

1. 定義問題和影響因素。
2. 盡可能生成較多的解決方案（在判斷它們是否有效之前，盡可能具有創造性）。
3. 評估解決方案並選擇最可行的一個或兩個。
4. 將解決方案分解為可管理的步驟。
5. 執行步驟。
6. 評估解決方案的工作情況。
7. 如有必要，重複此過程，直到找到合適的解決方案。

- 無法將不需要的袋子和盒子帶離家門。

- 沒時間完成任務。

- 不按時支付帳單。

- 在我需要醫療保健時不進行醫療預約。

- 不知道打給誰來修理我的水管。

- 不理解我在郵件中收到的法律聲明，所以我沒有做任何事情。

解決問題的例子

　　其中一個個案處理囤積時最常遇到的問題是在療程間管理完成任務的時間。有時這反映了個案需要第 5 章關於動機問題的策略，但往往是因為時間管理從來都不是個案的強項。這種情況需要解決問題的步驟。首先幫助個案將未能完成作業的失敗稱為「要解決的問題」，以防自責和內疚，並讓個案專注於新想法。這定義了問題和目標－－在下一個療程之前完成大部分家庭作業。請注意，目標沒有嚴厲的定義——完成大部分工作已經足夠了。然後，幫助個案辨認他們認為可能導致無法在療程間完成工作的因素。

　　像許多個案一樣，一位女士發現她在治療室或與治療人員同在家中時可以有效地工作，但她獨處時卻無法。在單獨工作時，難以找到時間、感到疲倦及感到孤獨似乎在干擾著。在這一點上，治療人員鼓勵她針對每個干擾源提出盡可能多的潛在解決方案，並增加一些愚蠢的解決方案，以發揮個案的想像力。愚蠢的想法通常有助於個案想到可能不會想到的新想法。治療人員還可添加個案未提及的想法，並將所有想法列在一張紙上。最終的想法清單包括了解決問題根源（時間、疲勞、孤獨）的全面和特定

的想法，以及荒謬和合理的想法：

1. 僱一名清潔人員清理這個地方

2. 把房子燒掉

3. 用鮮紅色的筆在她的日曆中安排作業

4. 在冰箱門上貼上巧妙的標誌

5. 不吃飯，以做家庭作業代替

6. 在她保持警醒的清晨工作

7. 縮短工作時間

8. 邊看電視或收聽廣播時工作

9. 穿著傻ㄅㄅ的衣服，用於工作時減輕她的情緒

10. 一邊聽音樂一邊工作

11. 在她工作的時候唱歌

12. 邀請她的嫂子和她坐在一起，在她工作的時候做其他事情

13. 在她工作的時候付錢給別人和她說話

14. 在她開始和完成作業之後給治療人員打電話

對於大多數解決問題的訓練應該是這種情況，這個過程引起了一些笑聲，並證明對個案來說很有趣，所以繼續選擇最佳選項並不困難。治療人員開始討論這些想法的優缺點。在拒絕燒毀房子和不吃飯的選項之後，她想出了一個計畫，其中包括在她早上行程中安排 30 分鐘進行家庭作業，

同時觀看她喜歡的談話節目，但不會因此分散她的注意力。她需要比往常早起來做這件事，但不介意，因為她喜歡這個節目並且透過晚上早點睡覺來補償。她還決定邀請她住在附近且知道她囤積問題的嫂子，當她在週末早上整理時來喝咖啡。在第一週之後，她的新計畫將她的家庭作業時間增加到每天大約一個小時，這足以看到她的進步，激勵她持續新的時間表。如果計畫不起作用，治療人員需要幫助思考能更好解決問題的新想法。

管理注意力和分心

有關如何治療 ADHD 的全面概述，請參閱 Safren、Perlman、Sprich 和 Otto（2005）所著的 *Mastering Your Adult ADHD*。在整理和解決問題期間，各種對於管理注意力焦點的策略非常有用。

第一步是衡量個案的注意力範圍。要求個案計算他們可以在家中分類他們的物品持續多久，直到他們分心或迷茫，你也可以在治療室這樣做。計算不同類型物品的時間，因為當任務困難時，個案通常更容易分心。在確定通常的注意力範圍（可能只有幾分鐘）後，為此時段設置一個計時器並要求他們練習（分類或整理）直到計時器響起。當他們可以連續幾次成功完成此操作時，將時間增加幾分鐘——也許是三到五分鐘。繼續這種做法，直到他們能夠在沒有分心的情況下工作一段合理的時間（例如，如果最初的分心時間為 10 分鐘，則延長為 30 分鐘），這使他們能夠感受到一些成就。請記住，此過程還會使個案面臨在保留、丟棄和整理方面做出艱難決定的不適感。更長的練習有助於適應這種不適感。分配家庭作業，以延長他們獨立在家或與教練（如果有）的注意力長度。

在個案的生活中創造結構也有助於減少注意力問題。例如，使用日曆（根據個案的偏好使用電子日曆或紙本日曆）來建立一個改善其功能的規

律行程，並幫助他們更好地控制自己的生活。日曆應列出所有計畫的活動，包括家庭作業。隨著新的約定時間出現，請你的個案經常更新（如果需要，每天多次）。幫助個案安排行程，以便整理和分類療程於合適的時間（例如：早晨或下午），這對他們最有效。

設定優先次序並透過《自助手冊》追蹤它們是管理囤積個案的注意力的關鍵，個案的優先次序通常根據他們的情緒和其他生活事件而改變。鼓勵個案使用「任務清單」（《自助手冊》第67頁），其中包含任務描述、優先次序排名、列表日期以及完成時間。Safren等人（2005）建議優先次序排名分為三級：優先次序「A」表示在一兩天內完成的任務；「B」用於可能需要更長時間的任務；「C」用於較低重要性的任務，可能是有吸引力和有趣的，但不如「A」和「B」任務重要。

要求個案在預定的工作時間保持一樣的行程（如果時間允許，每週幾次或每天一次），透過關掉電視、收音機、電話、計算機等來減少干擾。然而，一些個案發現背景音樂有助於平息焦慮情緒或消除憂鬱情緒。接下來要求個案檢視他們的優先次序列表，並為療程選擇適當的目標。幫助他們將計畫拆分為明確定義且易於實施的小而易於管理的步驟。他們可能需要自我監控什麼分散了他們的注意力，以改善他們的注意力問題。物品在手上等待抉擇之前，常見的分散注意力是談起有關物品的故事或必須找到別的東西。如本章後面所述，設定物品的類別和位置可以加快這一過程。

你需要幫助個案建立這些行程並定期檢查其有效性，直到個案能夠自動化使用它們。使用上述解決問題策略來解決出現的難題。例如，發現他們的眼睛徘徊在房間裡其他物品的個案，可能會有如何限制這種分神的主意——例如，使用床單或毛巾覆蓋他們還沒處理的區域。發現他們的想法能夠及時跳到即將到來的任務的個案，可能透過把當前任務拆分成他們可

以快速執行的簡短部分來解決這個問題，這樣他們就會有在工作中進步的感覺。他們也可能寫下令人分心的想法，以便以後檢閱以繼續完成任務。此外，練習活動（第9章）和認知策略（第10章）將幫助個案發展更多適應性的方法來接近任務，進而將有助於減少由負面情緒引起的干擾。

整理物品的技能

分類物品的第一步是學習建立類別和整理它們。為了訓練這些技能，我們建議先處理物品，然後再處理紙張物品，這需要更複雜的思考。首先定義要從家中清除的物品類別，然後對要保留的物品建立類別。這一步驟有助於個案感到更加放心，因為他們強烈希望透過回收物品以避免浪費或讓他們對認為有價值的物品給予尊重。在實際的分類過程中，使用接下來兩章中的策略來幫助減少不合理的衝動，以保留、丟棄或嘗試出售其他人很少想要並且最好放入垃圾桶的破舊或無用的物品。

對不想要的物品進行分類

以下的類別對於處理個案希望從其家中清除的物品非常有用：

- 垃圾

- 回收

- 捐贈（例如：慈善機構、圖書館、朋友、家人）

- 出售（例如：庭院拍賣、書店、寄賣店、網路銷售）

- 未決定

討論這些類別並制定一份相對容易捐贈或銷售的物品的簡短清單，並涵蓋可能適合此類別的物品類型（例如：書籍、衣服、玩具、小家電、廚房用品）。這有助於實現許多物品將被清除但可以有效地回收、出售或贈送的想法。對於那些特別擔心浪費的人來說，這種討論可能會增加個案清除物品的意願。沒有必要建議在這些類別中應該放置多少比例的物品，但確定物品的過程有助於個案以不同的方式思考。

制定行動計畫，了解如何以及何時清除每個類別中的物品，這是必不可少的。因為許多個案計畫將物品丟棄，但實際上很難將它們丟出家門。確定何時可以將物品放入垃圾收集站、回收站或其他清除方法。要求個案確定當地的慈善機構，可以幫助他們接收他們不想要的物品（例如：捐贈的書籍），並想出如何將這些物品拿走。能前來接收不需要物品的當地慈善機構特別有幫助。我們強烈建議個案（能負擔得起）放棄物品而不是出售物品，因為後者需要相當多的時間和精力，足以破壞排序和整理過程。然而，當物品是有價值並且販售它們有助於增加所需的收入時，以解決問題的方式來銷售物品（例如：當地寄賣商店、網路方法）。確保這些計畫可行。家庭作業可包括致電慈善機構和銷售據點，以及安排清除不需要的物品。

選擇保存物品的類別

整理紙張物品的計畫需要更細密的方法，不久將對此進行描述。對於要保留的非紙張物品，協助個案為每種類型的物品定義有限數量的類別，以決定物品的去向。這可以透過創建整理計畫來完成。表 8.2 包含已完成的「個人整理計畫」的範例，其中包括已保留物品的類別（例如：郵件、照片、服裝、報紙、辦公用品）以及人們可能保留這些物品的典型位置。《自助手冊》第 68 頁也有一個類似的範例。與個案一起檢視這些範例，

表 8.2　個人整理計畫範例

目標區域：　廚房

物品類別	最終的位置
1. 碗碟	廚房櫃檯上方的櫥櫃
2. 鍋和平底鍋	爐灶下面的櫥櫃
3. 香料	櫃檯上方的小櫃子
4. 食品盒、罐頭等	食品儲藏室
5. 茶、咖啡和杯子	咖啡壺上面的中間櫥櫃
6. 洗碗巾、圍裙	抽屜
7. 碗和烤盤	角落的餐桌轉盤
8. 銀器	大頂抽屜——分隔開的
9. 鍋具	兩個抽屜——大的和小的
10. 家居清潔用品	水槽下的櫥櫃
11 紙張耗材	書桌抽屜
12. 零碎物品、五金製品	在廚房的底部抽屜
13. 玻璃杯、高腳杯	櫃檯上方的櫥櫃
14. 垃圾和回收箱	儲藏室地板
15. 最近的雜誌	桌子附近的架子，六個月以上回收
16. 報紙	兩天以上放回收箱
17. 近期的財務報告和帳單	小桌子上的直立文件
18. 較舊的金融報紙、稅務文件	小文件櫃
19. 新郵件、廣告	桌面「待辦事項」堆或垃圾郵件回收站
20. 狗糧	儲藏室箱子

注意每個家庭可能有不同類型的物品，並盡量選擇不同的位置來保留它們。需要將相似的物品放在一個主要位置，以便能輕鬆找到它們。

接下來，從《自助手冊》第 70 頁中介紹空白的個人整理計畫。幫助個案確定哪些物品搞亂他們的家，需要進行分類和整理。檢查在初始評估期間拍攝的照片可能有助於此目的，以及運用從家中帶來的隨機混合物品。要求個案在左欄列出每個類別，並寫下這些物品所屬的最終位置（房間、一件家具等）。有些個案難以為物品分類，但可以更有效地決定他們放在哪。在這種情況下，首先詢問空間（例如：客廳、飯廳、臥室、地下室等）和這些空間內的儲存位置（例如：書桌抽屜、壁櫥架、書櫃等）以找出哪些物品放在哪裡。嘗試透過找到最適合你的個案的方法來維持任務的可管理性（非令人沮喪）。如果個案適合使用這表單，就可以指定為家庭作業。

選擇分類物品的儲存位置

個案最終必須擁有適合他們所有物品的儲藏／歸檔位置。這會需要文件櫃、書架和其他儲藏家具，並且一些個案可能決定對家進行結構改變（例如：內置書櫃、壁櫥）以幫助他們進行整理。在家庭療程期間，要求個案選擇一堆雜亂無章的物品，然後大聲說出類別和位置的決定，直到他們能夠獨立完成。在治療室療程期間，對從家中帶來的一箱或一包物品使用相同的程序。使用個人整理計畫記錄這些詳細訊息。

為了幫助個案做出整理決定，請使用探問方式（例如：「這屬於哪個類別？應該放在哪？」）並在他們的想法合理時給予正向評價。如果一些想法看起來不可行，那麼請輕輕提示（「有意思，你是如何決定它放在那裡的？」「你能想到任何替代方案嗎？」）。如被要求時可以提供建議，但鼓勵個案建立和嘗試自己的想法。有時訊息可能會有所幫助。當我們的

一位個案似乎不了解辦公用品的類別時，她的治療人員使用大型辦公用品公司的網站查看該公司用於整理用品的類別。個案使用此訊息來制定自己的計畫。

分類和移動保存的物品

使用《自助手冊》第 71 頁中的「準備整理表」來幫助個案確定在執行主要分類任務之前需要哪些準備工作。這些可能包括選擇和取得：

■ 儲物家具──檔案櫃、書櫃、書桌。

■ 容器──透明塑料箱、紙箱、大和小的盒子、廚房容器。

■ 消耗品──彩色標籤、標記、膠帶。

如有必要，協助個案解決問題，解決在哪裡找到這些東西，如何將它們運回家，以及其他實際問題。對購買決定感到痛苦的個案可能需要幫助來解決對做出錯誤選擇的擔憂（參見第 10 章的認知策略）。

由於許多最終位置在治療開始時已經雜亂不堪，你需要建立臨時位置或「中途站」來存放物品，直到最終位置可用。該過程通常需要：(1)清除空間，該空間用做分類的臨時區域；(2)清除臨時儲存區域（例如：走廊、備用房間）；(3)標記有合適目的地和內容的幾個大盒子。你可能會想要警告個案和家人，他們家的某些部分在分類時會暫時變得更糟。

實施個人整理計畫

一旦個人整理計畫、設備和儲存位置準備就緒，幫助個案使用圖 8.1 的決策圖開始進行分類。

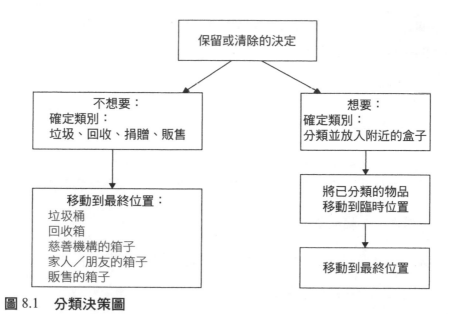

圖 8.1 **分類決策圖**

　　決定是否保留或移除物品的過程將具有挑戰性，因為個案與強烈信念和情緒鬥爭。在第 9 章和第 10 章提供了處理這些問題的認知和行為策略。目前，我們的重點是幫助個案選擇有用的類別、在家中計畫整理過程，以及使用從家中帶來的物品在治療室中分類。

整理紙張的技巧

文件歸檔系統

　　囤積的人經常把重要及不重要的東西混在一起，例如與雜貨店傳單和報紙混在一起的支票和帳單，很可能是因為它們看起來都很重要，因此放在同一堆。幫助個案建立帳單和其他重要文件（保險文件、稅務文件、個人醫療事宜）的歸檔系統，以及訊息性材料、即將舉行的活動、圖片等的儲存地方。一開始就建立文件歸檔系統，使個案能夠在整個家庭中對物品

進行分類。利用常識去創建這個系統是最好的方法，如果他們卡在決定如何以及在何處將紙張歸檔，可以鼓勵個案詢問朋友或家人。許多決定很簡單，但有些困難的決定需要額外思考。例子包括如何處理舊帳單以及保存財務和稅務文件的時間長度。我們在表 8.3 中提供了一些建議。

如果個案不願意建立一個紙張歸檔系統並將文件放在視線之外，請提醒他們，他們的目標是創造可用的生活空間並能夠輕鬆找到事物。為了實現這一目標，他們需要創建和使用紙張歸檔系統。你可以預想，可怕的信念（例如，將物品放在視線之外意味著失去它們），並且當你與個案一起建立歸檔系統時，情感依附會侵入。考慮使用行為實驗（例如，將物品歸檔並查看個案是否記得在需要物品時它的位置）來檢視個案對於歸檔系統的恐懼。第 10 章包含其他可能有用的認知策略。

表 8.3　紙張保存時間列表

保存 1 個月

- 信用卡收據
- 小額購買的收據
- 提款和存款單（根據當月銀行對帳單核實後丟棄）

保存 1 年

- 支付支票存根／存款收據
- 每月銀行、信用卡、佣金、共同基金和退休帳戶報表

保存 6 年

- 扣繳憑單、收入稅表、納稅申報訊息
- 年終信用卡對帳單，佣金和共同基金摘要

保存無限期

- 納稅申報表
- 主要採購收據（家具、藝術品等）
- 房地產和居住紀錄
- 遺囑和信託

保存在保險箱內

- 出生和死亡證明
- 結婚證書
- 保險單

規劃歸檔流程

在認同了對歸檔系統的需要之後，以下問題在規劃過程中非常有用：

■ 何時是文件歸檔的最佳時間？

　　■ 通常是個案保持警醒並且不太可能分散注意力的時間。

■ 你將從哪裡開始？

　　■ 通常是對個案產生最大影響的區域。

■ 你應該多久歸檔一次以及歸檔多長時間？

　　■ 應每天對新郵件進行分類。

　　■ 每週多次整理其他物品，幫助個案適應新的歸檔系統。

■ 文件儲存在哪裡？你有足夠的儲存空間嗎？

　　■ 如果儲存空間尚不可用，則考慮將文件臨時儲存在紙箱或塑膠文件盒
　　　中，這些文件盒可以堆疊在臨時位置並稍後移動到合適的位置。

■ 你現在和將來需要哪些材料才能有效地歸檔？

　　■ 可能會包括文件櫃、文件夾、標籤（特別是彩色編碼的）、筆、通訊
　　　錄或地址／電話訊息的等效文件、臨時分類的盒子。

　　■ 考慮添置書架或書櫃。

　　■ 對於包含許多物品的類別，請考慮在折扣店以便宜的價錢購買大型文
　　　件夾或透明塑膠收納箱。

文件類別

要求個案查看《自助手冊》第 74 頁中的「紙張歸檔表」，以確定其
中列出的哪些類別與他們自己的歸檔系統相關。每個類別都需要自己的文
件夾，某些類別可能需要細分。表 8.4 列出了幾個常見類別的列表。

表 8.4　紙張的常見歸檔類別

地址和電話號碼	搞笑類
檔案：遺囑、保險單、 　　　其他重要文件	個人：每位家庭成員一個文件
文章（例如：花園、烹飪等）	説明手冊／保固書
汽車	醫療
產品目錄	個人／感傷
支票帳戶	照片
電腦	產品訊息
通訊	餐館
優惠券	學校文件
磁片	服務
娛樂	郵票
金融	文具
信用卡	稅
銀行對帳單	可以做的事－列表
退休	要提交的文件（必須審查的事項）
儲蓄帳戶	日曆項目（特定月份的提醒）
股票	旅行／度假訊息

常見的文件物品

　　留出時間討論分類和歸檔紙張物品的策略，尤其是日常郵件。詢問個案當前如何處理郵件，如果他們迴避這個提問，請他們帶來幾天的郵件，以便在治療室進行分類練習。像往常一樣，個案首先要確定想保留哪些物品以及要回收哪些物品。幫助個案大聲談論他們對於不確定的郵件的想法和感受。在這個階段，不要指出錯誤的邏輯或矯正認知錯誤；只要要求做出決定。第 7 章關於物品的問題可能會有所幫助。對於不需要的郵件，請詢問是否應將其放入垃圾桶、回收箱或之後會往其他地方運送的「外面」箱子。如果個案想要保存物品，那麼詢問它屬於哪個類別，並幫助他們決定放置它的位置。大多數人都有一箱或一小堆當前感興趣的物品（例如：

即將舉辦的活動、不久將來的旅行計畫、最近的銷售傳單）。即使這些也應該分類，但由於它們的短期性質，它們可以保持在視野中，而不是歸檔。應該每週或每月檢查這些文件，並丟棄過時的文件。

另一個常見問題是雜誌和報紙的累積。這裡可以對過去幾週的報紙或雜誌使用類似的決定過程。詢問個案哪些保留或從家中清走。如果保留，個案是想要整件物品還是只是一部分（例如：某篇文章）？確定每件物品的放置位置以及放置時間。協助個案為這些決定制定自己的規則。典型的規則是報紙就保留幾天，雜誌就保留幾個月。如果個案真的將這些雜誌當成資源材料，則可以將一些雜誌保留。考慮取消訂閱個案很少閱讀的雜誌和報紙。

請記住這些練習最初的焦點在不必過於擔心個案保留太多物品的情況下，去建立整理和歸檔的系統。此部分也可以只簡短處理（詳見第 9 章）。

維持系統

《自助手冊》第 72 頁中〈紙張保存時間〉可以幫助解決個案關於此類問題。隨著建立類別和歸類的進展，幫助個案建立取代舊習慣的日常生活，預防雜亂的累積。以下替代行為可能有用：

■ 選擇每天對新郵件和文件進行分類的時間。

■ 安排整理後的娛樂時間，以提高精神和加強工作。

■ 每週兩次清空垃圾桶（如果需要，可以更頻繁地清空）。

■ 每週在同一時間把垃圾拿到外面清理（或送到清潔單位）。

■ 每天洗碗；保持醒來的時候，有一個乾淨的水槽和櫃檯。

■ 每週洗衣服（如果需要，可以更頻繁地洗衣服）。

■ 建立時間和支付帳單的系統以在期限內支付。

■ 在同一天內放好所有新購買的商品。

■ 任務完成後立即收起任何使用過的物品。

可以在個案的冰箱門上張貼一些簡潔的一般整理規則（Anne Goodwin, personal communication）：

■ 如果你拿出來了，請把它放回去。

■ 如果你打開它了，請把它關掉。

■ 如果你把它弄掉了，請撿起它。

■ 如果你將它取下，請將它掛起來。

■ 如果你使用它，請將它清理乾淨。

家庭作業

建議使用以下家庭作業範例來培養解決問題和整理的技能：

■ 練習用問題解決步驟解決在療程期間發現的問題。

■ 致電慈善機構和銷售據點，安排清除不需要的物品。

■ 將在治療室分類的物品帶回家，並將其放在他們所屬的臨時或最終位置。

- 填寫準備整理表，並在下次療程之前完成所選任務。

- 完成準備整理表，並在下次療程前選擇練習的任務。

- 針對目標工作區域內剩餘物品完成個人整理計畫，並將物品放入預定位置。

- 完成紙張物品的個人整理計畫。

- 為紙張和非紙張物品確定適當的歸檔空間，並整理好必要的材料。

- 分出文件類別、類別名稱，並將文件放在臨時或最終位置進行歸檔。

- 帶來幾天的郵件，用於整理紙張練習的療程。

- 帶來難以分類的物品。

- 在家中繼續進行治療室進行的任務。

- 建立一個清理空間並持續整理雜亂物品的計畫。

第 9 章　保存和丟棄的決定

（對應《自助手冊》的第 7 章）

需要資料

- 習慣化的變化圖
- 物品問題表
- 想法清單練習表
- 行為實驗表

大綱

- 想法清單練習
- 與個案合作創建想法清單的練習階層
- 開始分級保存／丟棄練習

本章和下一章將指引丟棄部分的干預措施。本章的練習旨在增進丟棄決定，而第 10 章描述的認知治療（CT）方法則側重於幫助個案評估有關干擾丟棄物品的錯誤想法和信念。當個案遇到影響他們決心的情緒障礙時，請記住使用第 5 章的動機晤談技巧。提醒個案使用他們的個人療程表來記錄與檢視他們學到的東西和家庭作業。

了解囤積症的逃避行為

儘管他們對物品有強烈的依戀，但大多數有囤積症的人很少或根本沒有時間使用他們所保留的東西。事實上，與大多數人相比，他們花費在物品上的時間更少。保留的決定似乎是基於與物品最開始的相互作用（收集、帶回家），然後就放入一堆雜亂無章的物品中，接著很多年就過去了。在此之後，對這些物品的任何考量（即決定活動）往往是簡短的或完全逃避的，在缺乏任何深思熟慮的情況下保留該物品。這種情況很可能是在逃避考慮丟棄時產生的令人不愉快情緒。本章的策略旨在減少逃避行為，並增加個案訊息處理和物品決定的時間。

在我們最近的一項研究中，我們要求人們在決定是否保留或丟棄物品之前花幾分鐘談論該物。有趣的是，在練習結束後，囤積症個案與沒有囤積問題的人有著相同丟棄物品的比率。在 30 分鐘的練習過程中，他們對於丟棄的情緒困擾亦降低了。此外，他們對物品的情感依附，物品的效用信念以及對物品的審美價值判斷也在練習期間減少。這項練習即使沒有比治療人員試圖重新構建他們對物品的看法更有效的話，也至少一樣有效。因此，我們建議將下面詳述的想法清單練習作為囤積症個案不錯的起點。它可構成學習如何做出丟棄決定的基本治療架構。透過練習，個案可以提高他們對物品決定的速度和效率。可以根據需要增加本章的其他練習和下一章的認知技術。

在開始之前，檢視囤積模式以提醒個案他們在逃避什麼，並展示出逃避行為如何令他們持續恐懼和雜亂。例如，以無組織的方式保存物品可以使他們避開可能做出錯誤決定的困擾、對記憶的擔憂、失去機會或訊息的擔憂、失去和脆弱的感覺，以及關於雜亂和邀請人到訪的尷尬。（當然，某些形式的逃避行為實際上是適應性的。例如，不允許任何人踏進家門是為了保護個案免受嘲笑、當局審查或驅逐。）表明個案對丟棄物品的強烈負面反應通常會引發強烈的衝動去避開這些感覺，與大多數焦慮問題的模式一致。不幸的是，人們越是逃避面對他們的恐懼，他們的不適就越根深蒂固，以至於情緒壓過其理性思考，很快就會控制了他們保留和丟棄什麼。

習慣化的檢視

暴露於所逃避的情況是克服恐懼和不適的最有效方法。你可以提醒他們在收集過程中遇到的「習慣化」過程。用這種方式描述：

> 當我們在沒有實際危險的情況下感到不舒服（例如，遇到友善的狗）時，我們的不適感會隨著時間而下降，這是一個自然過程；我們習慣了。這會發生在住在火車軌或地鐵附近的人們身上，一開始火車經過時，他們會聽到噪音導致無法入睡，但久而久之，就幾乎不會注意到火車經過。當我們面對讓我們焦慮的情況時，就會發生「習慣化」的過程。最初，我們非常不舒服，但隨著時間，我們已經習慣了它，它無法再困擾我們。例如，患有狗恐懼症的小孩可以透過逐漸暴露於對狗的恐懼來克服他們的恐懼，從新生的狗開始，然後是小狗，最後是大狗，甚至是正在吠的狗。害怕的小孩最初不舒服，但這種不舒服隨著時間逐漸減少，直到最終他們可以養狗和與牠玩耍而不會感到不舒服。讓我來說明圖表上發生了什麼事。

習慣化的變化圖（見圖 9.1）說明了想法清單練習期間，囤積症個案所經歷的不適感會逐漸下降。你需要指出不是每個人都遵循完全相同的模式，有些人慢慢習慣，有些人很快習慣，而其他人則有逐漸減少的反應，隨著時間的推移逐漸減少。提醒個案，不舒服感不是他們可以自己控制或告訴自己便能改變感受的東西。這是一個生理過程，需要重複以減少不適。強調一些不適的經驗對於適應習慣是必要的，並且這是學習如何控制他們囤積問題的過程的一部分。

想法清單練習

　　這是一個非常簡單的練習，可以對囤積個案做出丟棄決定的方式產生重大影響。想法清單練習的目的有四個：

■ 協助澄清依戀物品的本質。

■ 增加處理有關物品價值訊息的時間。

■ 增加暴露於丟棄行為和減少逃避行為。

■ 提供分類和整理練習的機制。

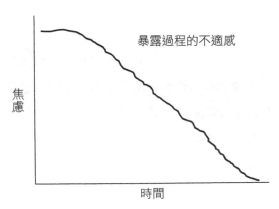

圖 9.1　**習慣化的變化圖**

如同第 8 章的建立類別和分類練習，請讓你的個案攜帶盒子或袋子，特別是他們認為難以做出決定的紙張物品。常見的例子有收集某一區域（桌面上或地板上）的一堆紙。如果個案每天拆開和分類信件有困難，信件會是治療室療程的一個不錯的選擇。同樣，未歸檔的報紙、雜誌或其他文書工作可以當作關於分類和丟棄決定的焦點。一定要讓他們帶來各種各樣的物品，包括他們不打算丟棄的物品。他們可能傾向於只帶容易丟棄的物品。但是，只有當他們選擇的物品具有挑戰性時，練習才會有所幫助。

　　要求個案選擇他們認為中等難以丟棄的物品。一定要強調，他們不必丟棄該物品，只考慮丟棄它。關於丟棄的最終決定是他們在練習結束後做出的決定。如下是這個練習的說明。

1. 首先要求個案說明他們預期在實際丟棄物品時會有多痛苦。

2. 然後問個案他們認為這種痛苦會持續多久。

3. 接下來使用以下說明：接下來的 4 分鐘，我希望你能大聲說出丟棄這個物品的想法。即使你感到尷尬或不舒服，也請不要隱藏你的任何想法。沒有正確或錯誤的答案。你對自己的想法和感受越是誠實和開放，我們就能從這個過程中學到越多。準備好了嗎？開始。

4. 記下個案想法中反映的各種感情（例如：「漂亮」、「有用」、「需要記住」等）。

5. 在 4 分鐘結束時，要求個案決定是否保存或丟棄該物品。不要試圖影響他們的決定。保留的決定與丟棄的決定一樣具有訊息性和價值。

6. 如果要丟棄，請從房間中拿出物品（理想情況下，直接放入垃圾桶或回收站）。

想法清單練習表範例

姓名：陳 　　　日期： 12/05/06

選擇的物品：音樂盒

預想的痛苦（從 0 ＝無到 100 ＝最大）： 70

預測的痛苦持續時間：數星期

對於丟棄的想法：沒有辦法丟掉；看起來很貴重；姊姊送的禮物；姊姊會生氣；打算把它放在客房，但客房滿了；在跳蚤市場用很棒的價錢買到；真的沒有那麼喜歡它。

丟棄決定：丟棄

決定後的痛苦： 　　　　　　　80

　5 分鐘後痛苦： 　　　　　　60

10 分鐘後痛苦： 　　　　　　60

15 分鐘後痛苦： 　　　　　　40

20 分鐘後痛苦： 　　　　　　50

25 分鐘後痛苦： 　　　　　　40

30 分鐘後痛苦： 　　　　　　20

討論後的筆記：

最初信念是丟棄是不可能的；經過反思，決定她真的不喜歡它；訓練比思考容易；當人們試圖提供幫助時，沒有像平時那樣感到壓力。令人驚訝的是，痛苦實際上已經下降了。

---

7. 然後詢問個案他們對於決定有多少痛苦。

8. 在接下來的 30 分鐘內，每隔 5 或 10 分鐘向個案詢問一次新的痛苦評級，以追蹤他們的習慣。

9. 在這些評級之間，使用動機晤談策略來幫助探索他們對丟棄物品的矛盾心理。小心不要主張丟棄，因為你希望個案探索保留的原因以及丟棄的原因。如果決定保留物品，則詢問個案放置此物品的位置（請參考第 8 章的整理）。然後選擇另一個物品並重複該過程，直到至少丟棄一個物品。在結束前 30 分鐘，詢問個案他們從練習中學到了什麼（例如，是否比他們想像的更容易？更難？為什麼？）

10. 一定要注意習慣何時出現，如果沒有，為什麼會出現這種情況。

　　謹記這個練習的其中一個目標是了解對物品的依戀，所以即使慣性沒有出現，練習也讓他們了解對這個物品的依戀，以及知道如何做出有關物品的決定。

建立想法清單練習階層

　　想法清單練習的效用透過幫助個案建立越來越難以丟棄的物品階層最容易實現。例如，寫有未知的電話號碼紙張可能較容易丟棄，而丟棄報紙則較難。幫助個案在家中創建自己的物品和位置類型列表，從易到難排序。這不一定是正式列表，只是作為分類、移動和清除雜亂的一般計畫。提醒個案，他們無疑會感到一些不適，目的是逐步增加他們對決定和丟棄物品的容忍度。為了在雜亂中取得進展，個案必須學會容忍一些不適，因為沒有引起任何不適的丟棄行為無助於他們減少焦慮並學習新技能以防止將來囤積。此外，你要介紹各種認知治療技術，以幫助他們處理一直在加強囤積問題的信念。

生成丟棄所衍生的問題

在使用多個物品進行想法清單練習之後，請讓你的個案生成他們認為可能有助於加快制定保存或丟棄決定過程的問題列表。讓他們在《自助手冊》第 83 頁的「物品問題表」中寫下問題。在提出這份清單時要小心，不要過多地指導他們。

建立規則

透過創建一組通用規則來清除每個單獨物品的討論必要性，可以促進關於保存和丟棄的決定。根據他們在想法清單練習中的經驗，要求個案生成他們認為有助於確定何時保存以及何時丟棄的規則，並記錄在《自助手冊》第 84 頁中的「我的保存規則表」。例如，丟棄過去一年中未使用的物品和具有多個備份的物品。另一個例子是丟棄所有不討喜的服裝和珠寶。

對許多個案來說，回收、轉售和贈送物品比丟棄更容易，定下規則是一個明智的選擇，特別是當個案高估可以出售或回收的物品時。治療人員可以幫助個案取得他們社區的回收標準並對其進行審核以鼓勵合規。一些個案想要出售、贈送或者需要花費大量時間和精力清潔或修理的物品不適用於此目的。一般的定義或規則在這種情況下會有所幫助。第 10 章的認知治療方法，如蘇格拉底式問話和採取不同觀點，可以幫助個案辨識哪些物品符合或不符合條件。

結合想法清單和家居分類

在家中的丟棄練習應該模仿治療室中的工作。個案在家中規劃和實施想法清單時需要一些幫助，特別是在決定從哪裡開始時。幫助個案在家中建立丟棄困難情況的層級。例如，丟棄寫有未知電話號碼的紙對於個案來說可能更容易，而丟棄報紙則更難。幫助個案創建自己的物品類型和在家中位置的列表，從易到難排序，這不一定是正式的清單，而是作為在家構建想法清單練習的總體計畫。提醒個案，他們一定會感到些許不適，但這個目的是逐步增加他們對做決定和丟棄物品的容忍度。為了在雜亂中取得進展，個案必須學會容忍一些不適，因為沒有引起任何不適的丟棄行為無助於他們減少焦慮並學習新技能以防止將來囤積。

在家中的丟棄練習應與第 8 章學到的整理技能結合。從痛苦層級上相對較低的區域及物品開始。繼續執行以下一般性步驟，將整理與丟棄決定結合。

- 選擇目標區域。

- 確定目標區域中的物品類型以及將要保存的物品的最終保存位置。

- 調集必要的整理工具，方便搬運物品。

- 確定哪些物品最簡單，哪些物品最難。

- 選擇一種類型作為開始（例如：服裝、報紙）。

- 對第一件物品進行想法清單練習。

- 透過省略一連串的物品習慣化評量，來加快想法清單練習。

- 使用之前建立的類別和歸檔系統，選擇保存物品的臨時和最終位置。

- 當個案無法決定將這些物品放在指定位置時，准許暫時不定類別，供之後決定使用。

- 繼續，直到目標區域清空。

- 立即規劃已清除的目標區域用途。

- 計畫如何防止這個區域出現新的雜亂。

隨著決定技能提高，痛苦逐漸習慣，進步也在增加。但是進步很少完全順利，許多個案，尤其是那些與囤積有關的創傷歷史的個案，都在一陣一陣地前進。保持耐性，尋找漸進的進展，當個案因緩慢的步伐而氣餒時，你可以凸顯出其進展。強調決定、整理物品、創造生活空間的目標，以及經歷一些痛苦以取得進步的必要性。下面列出的練習可以幫助加快這一過程。

行為實驗

行為實驗是想法清單練習的更有針對性的版本，並增加了測試假設或信念的功能。如之前所述，信念的測試通常是關於個案在嘗試丟棄或不收集物品時的不適感的嚴重程度。在這裡，我們使用實驗來測試強化個案囤積行為的各種信念。

我們建議你使用《自助手冊》第 87 頁中的「行為實驗表」進行每個實驗。下頁的範例。個案首先描述背景資訊並寫下他們對於將要發生的事情的假設，然後評估信念的強度和最初的不適感。在實驗之後，個案記下實際發生的事情和他們的實際不適感。然後，他們自己說明他們的假設是

行為實驗表的範例

姓名：陳_____　　日期：___12/05/13___

1. **完成行為實驗：**丟棄床邊雜亂的堆積物

2. **你預計會發生什麼事（可怕的）？**我會感到更不安全和脆弱，而且我無法忍受。可能會有人闖入或攻擊。

3. **你認為這種情況發生的機會（0 到 100%）？**70%感到更脆弱；35%會有人闖入或攻擊。

4. **最初的不適感（0 到 100）**___60%___

5. **實際發生的事？**沒有人闖入，我沒有受傷。在我丟棄床邊的堆積物後，我確實感到更加脆弱，但只持續了兩個晚上。之後我覺得，在我的臥室裡移動更加容易，因此在早上準備時間較短。

6. **最終的不適感（0 到 100）**20%

7. **你的預測發生了嗎？**沒有，並且比我想像中，我的感覺更好。

8. **你從這個實驗中得出了什麼結論？**我的一些恐懼並不是真的可怕。我只是太害怕嘗試了。我在這公寓裡比我想像的更安全。

否成真、他們如何解釋發生的事情，以及他們對於最初的信念是否正確的結論。顯然而見，這個實驗適用於你認為個案很可能會了解到那些可怕的假設不會成真，和了解他們的信念是錯誤的情況。在整個治療過程中可以使用行為實驗來測試和調整個案的思考。

在 www.ocfoundation.org/hoarding/videos.aspx 中有影片提供了 Frost 博士與正在進行丟棄的個案進行行為實驗時使用向下追問法的範例。

行為實驗的衍生問題

囤積行為中的信念和行為模式的僵化和抗拒變化是惡名昭著的。行為實驗允許個案「嘗試」新的行為或信念而不必放棄舊的行為或信念。由於這些模式歷史悠久，個案有時會改變行為實驗以避免其不適感。例如，個案可能在不購物暴露（non-shopping exposure）計畫之前先去購物。我們的一位個案安排朋友撿回她本應丟棄的物品作為實驗的一部分來測試她對廢物的看法。因此，治療人員應盡可能地預測這些衍生問題並做出相應的計畫。當這些事件發生時，它們可以被視為有價值的學習經驗——例如，檢視浪費某些東西的恐懼對個案的情緒和行為的控制程度。

想像丟棄

我們之前描述過可用於計畫治療的視覺化技術（參見第 6 章）。當個案過於害怕開始決定和丟棄時，尤其是當他們擔心災難性後果（例如：房屋被毀）或相信不切實際的可能性時，一些額外的想像練習可能有效。下面提供的方法要求你的個案能夠形成清晰的想像並感受與畫面相關的情緒。想像暴露應盡可能緊接著進行實際暴露。

在實際丟棄之前使用想像法

如同其他焦慮症，長時間的想像暴露可以幫助囤積個案為他們的擔心和避免直接暴露做好準備。當個案不願意參與丟棄工作或無法完成家庭作業時，使用此策略，通常是因為他們害怕分類和丟棄會產生可怕的災難性後果。首先要求個案閉上眼睛，想像可怕的情況。讓他們用第一人稱描述情況（例如：「我坐在有一堆報紙在前面的客廳……」）。要求他們說出

感官，特別是視覺細節，以幫助使畫面盡可能清晰。詢問個案對於景象的想法和情緒，然後一步步向前，以便個案想像場景中最令人不愉快的地方，並詳述這些方面。引導想像，要求個案描述細節並定時報告他們的想法、感受和行動。這包括可怕的結果，例如發現迫切需要丟棄的物品。要求個案每隔 5 到 10 分鐘評估一下他們的不適感，並維持該畫面，直到不適明顯下降，最好是高峰值的一半。最初的場景可能需要 45 分鐘或更長時間。

想像失去物品

當個案強烈擔心會因為災難（火災、洪水等）失去他們的東西時，想像暴露可能是有用的。它們還可幫助個案決定他們物品的相對價值。要求個案想像他們的房屋將很快被森林大火、地震或洪水摧毀，在一個很短的時間中，急救人員可以在他們離開之前將他們移走一些個人物品。保持足夠長的時段，以允許他們聯想到幾個重要物品，但時間也不要太長，讓他們無法保存不重要的物品。如果只剩下 1 分鐘他們會保存什麼？如果他們有 5 分鐘他們會保存什麼？15 分鐘呢？用感官細節、想法、情感和行動描繪這個畫面。個案可以在治療室或作為家庭作業完成此練習。問他們如果真的失去了自己擁有的一切，他們將如何應對（類似最近新聞中的災難可能是有用的，讓個案想像自己在因火災、龍捲風或其他原因被完全破壞的家園）。他們最想哀悼的是什麼？什麼是可以失去的？詢問失去了什麼以及他們仍然保留了什麼沒有形體的東西（例如，記憶、能力、家人和朋友）。使用該練習幫助個案確認物品的價值和重要性的優先順序。這種想像的練習可以與第 7 章收集行為中描述的定義重要性和價值的認知策略一起使用，也可以在下一章中使用。

想像遺失資訊

　　試圖清除報紙和雜誌的一貫議題是個案相信它們包含不應丟棄有趣或有用的資訊。在這種情況下，要求個案想像世界上所有的報紙和雜誌以及它們包含的所有資訊和潛在機會。讓他們試著想像一下他們尚未閱讀的所有報紙。當然，即使只是一天，這也意味著在各城市和城鎮生產的數千份報紙就占據很大的空間。只要這些與他們在保存上的努力相關，想像暴露可以專注在他們錯過的文章數量或他們未能接觸到的其他資訊場所（例如：網路資訊）。在不適感習慣化相關場景後，計畫實際到訪報攤或雜誌店作為家庭作業。

需要物品在視線內

　　當看到一個物品會增加其感知價值（perceived value）且喚起強烈的情感和記憶，要求個案在物理和時間上遠離該物品，然後把它丟棄。建議個案將物品交給朋友或你一個星期或更久，如有需要的話。在該時段結束時，個案決定是否保留或處置該物品以不再看到它。最初的假設是個案在沒有仔細審視的情況下會無法與物品分開，最終的結論是希望他們發現更容易丟棄看不到的東西，這表明他們重視他們所看到的物品，而這與其實際價值不成比例。隨後重要的是塑造個案的行為，以便他們最終可以丟棄眼見的物品。

影響你生活的實驗

　　許多囤積個案表達了如果失去他們已收集的物品會無法生活的信念。建議做個實驗來測試一份報紙是否真正影響了他們的生活。幫助個案選擇

他們認為重要的紙張物品，並在實驗期間將其交給你。看看個案在接下來的一週，沒有該物品會為生活帶來怎樣的影響——例如：吃飯、睡覺、工作、鍛鍊的能力，甚至從其他來源獲取新聞。還要他們記下是否出現了需要該紙張物品的情況以及他們是否能夠應對這種情況，也需記錄沒有該紙張物品的感覺（恐懼、脆弱、沮喪等）。個案所描述的假設很可能被證明是不真實的，因為他們在一天內忘記了那物品，最終在一週內不需要它，並且在下一次晤談上已經對它不感興趣。

大規模的清理

我們通常不建議在囤積案件中進行清理（除了在非常罕見的情況下，出於重要的健康和安全原因）。強制清理會暫時改變生活狀況，但不會改變問題行為。在強制清理之後，合作和尋求幫助的動機將受到嚴重損害，這種清理總是會帶來創傷。然而，在治療的背景下，如果透過個案的全面合作對其進行約定時間和結構化，清理可能是有效的。

根據我們的經驗，當雜亂的數量太大而個案無法輕鬆應付，且大部分材料屬於垃圾或回收而非捐贈或轉售時，清理工作效果最佳。一個好的時機和有計畫的清理可以帶來快速的改善，然後重新努力並持續減少雜亂。個案必須首先進行大規模丟棄的練習，以便他們能夠在有限度的不適感下快速做出決定，並建立保留和清除物品的書面規則。清理的時間和計畫是至關重要的，因為在個案準備好之前進行清理可能會給每個人帶來挫敗感並使治療過程受挫。

通常，清理是一整天的事，可以精心招募幫助者（例如：家人、朋友、治療室工作人員、鄰居、工讀生）來幫助分類和清除雜亂。這些擴展療程會將個案暴露於他們通常避免的各種情況，例如允許其他人進入家

中、讓其他人觸碰物品甚至做出有關物品的決定（遵循個案建立的基本規則）、快速做出決定，以及當然，丟棄。

清理療程需要提前規劃以確定誰會參與、制定丟棄和保存物品的規則、為志願者如何從房屋中清除物品制定基本規則、確定清除不需要的物品的方法。必須做出安排，以協調垃圾清運或其他垃圾運輸計畫，確保在同一天從屋子中清除丟棄的物品，防止個案再次回收或搜索物品。一般而言，志願者遵守個案的規則，除非他們遇到難以決定的物品。在這種情況下，物品會被帶到與治療人員一起工作的個案面前，以快速決定這些物品。由於此流程對個案來說非常具有挑戰性，因此在個案準備好之前不要進行此安排，並且你或受信任的助手能夠在此過程中與他們密切合作。

家庭作業

以下家庭作業是建議，但治療人員可以制定任何與療程中發生事情相符的策略。通常，指定與療程期間所做的類似家庭作業以加強新的知識和練習是一個好主意。在決定次數和時間表時，請仔細考慮個案可以獨自工作多長時間。無論結果如何，嘗試建構家庭作業，以便它們為個案生成有用的訊息。當個案未能完成家庭作業、不正確地執行或發生意外事件時，請準備好使用這些問題提供的訊息作為了解更多和完善練習任務的機會。當然，成功的家庭作業結果（不適感減少、決定變得更容易）將增加個案繼續這種情況的意願。確認個案在其個人療程表上寫下作業，這樣就不會對作業有些混亂。以下是一些針對個案家庭作業的建議：

- 在家裡用三個物品重複進行想法清單練習。

- 在實際丟棄／回收物品之前想像一下清除物品。

■ 如果房屋就快被拆除，請列出要保存的物品。

■ 進行有計畫的行為實驗，以測試一個特定的假設，特別是關於丟棄物品的不適感和後果。從想法清單練習中取出要保存的物品，並將它們儲存在它們所屬的位置。

■ 將額外的物品（例如：照片、郵件、特定區域的物品）帶到治療室療程中，以便進行分類和決定。

■ 安排垃圾清除，如果是大型清理，則安排垃圾清運和清除。

第 10 章　認知策略

（對應《自助手冊》的第 8 章）

需要資料

- 不合理思考模式清單
- 物品問題表
- 優缺點工作單
- 向下追問表
- 想法記錄表
- 定義重要性和價值量尺
- 完美主義量尺

大綱

- 幫助個案辨識思考的錯誤
- 與個案合作，在進行分類和丟棄練習時應用認知治療技術

如果你還不熟悉認知療法（CT）的一般應用，我們建議你讀Judith S. Beck 和 Aaron T. Beck 在 2011 年的著作 *Cognitive therapy, 2nd Edition: Basics and beyond* 和／或 Adrian Wells 在 2011 年出版的 *Meta-cognitive therapy for anxiety and depression*。這裡提出的認知治療技術旨在幫助個案退後一步，在治療室或家中的分類過程中對他們的囤積問題採取不同的觀點，並做出關於保留或清除物品的決定。第 7 章描述了一些解決過度收集的認知策略，其中抑制衝動行為是關鍵。這些認知策略包括評估優缺點、改變問題思考方式、向下追問、蘇格拉底式問話、估計概率和計算結果、定義需要與想要，以及審視有關收集行為的問題列表等技術。這些認知治療方法中有一些同樣適用於丟棄工作，並在下面進行描述，以及辨識和修改核心信念的其他策略。

請記住，認知策略需要時間且不能急，因為個案只能按照自己的進度改變他們的想法。慢慢地，當他們掌握這些方法的時候，他們會加快速度，但是在治療的初始階段，進展會很慢並且看起來很費勁。如果個案似乎沒有透過這些方法獲得有關丟棄的決定技能，請考慮矛盾心理是否仍然是一個核心問題，需要使用動機訪談。

不合理的思考模式或認知錯誤

就像收集行為，囤積個案丟棄物品的決定與其問題思考模式有關。識別這些模式有助於個案學會避免習慣性的心理陷阱。《自助手冊》中的不合理思考模式清單[1] 會幫助個案在治療室和家庭療程期間發現錯誤。幫助個案注意到不合邏輯的模式比確定特定的思考類型重要。

1　引自 Burns, D. (1989) *Feeling Good Handbook* (New York: Morrow).

- **全有或全無的想法**（all-or-nothing thinking）：以「最」、「所有」、「無」等極端詞語為例的非黑即白想法，往往伴隨著完美主義的標準。例如：「看起來這個盒子裡的所有東西都非常重要。」

- **過度推論**（overgeneralization）：從單一事件到所有情況的推論，使用「總是」或「從不」這樣的詞。例如：「如果我移動了它，我會永遠找不到它。」和「如果我不保留這個，我將永遠後悔。」

- **妄下結論**（jumping to conclusions）：缺乏支持事實的情況下預測負面結果，類似於災難化。例如：「你知道我只要決定丟棄它，我就會需要它。」

- **災難化**（catastrophizing）：誇大可能結果的嚴重性。例如；「如果我扔掉它，我會瘋狂地惦記著它。」

- **否定正面的事**（discounting the positive）：不願承認正向經驗。例如：「創建了歸檔系統並不是真正的進步，因為還有很多工作要做。」

- **情緒化推理**（emotional reasoning）：使用情緒而不是邏輯，以感情取代事實。例如：「如果我把它丟掉就會感到不舒服，那就意味著我應該保有它。」

- **道德推理**（moral reasoning）：「應該」的陳述（包括「必須」、「應當」、「一定要」）伴隨著內疚和挫折；通常由完美主義標準驅使。例如：「我必須保留這些健康訊息以防萬一 John 會用得到。」

- **標籤作用**（labeling）：在自己或他人身上貼上負面標籤。例如：「我找不到電費單。我是個白痴。」和「她想要我所有的東西只是因為她很貪心。」

■ 低估及高估（under- and overestimating）：低估完成任務的時間或低估應對能力，或相反地，高估一個人完成任務的能力或這樣做的情感代價。例如：「我終有一天可以閱讀那些報紙。」

我們建議個案檢閱家庭作業的思考模式清單，並在該週確定幾個用於下一療程討論的內容。在分類任務期間，透過向個案詢問列表中的哪一項可能關於你所發現的思考錯誤（thinking errors）。透過詢問來確定潛在的替代想法：「另一種思考方式是什麼？」如果個案在找尋替代想法時感到困難，那麼建議一個想法（例如，當個案災難化他們的行為時，可以建議這樣的想法：「即使我對丟棄這個物品感到不適，但我可能會習慣它」）並進行討論。替代想法應該是靈活的，以促進對某些不確定性的容忍。

自動化思考、解釋、信念和核心信念

回想一下，在評估和建立個案的囤積模式時，你和你的個案從「儲存認知量表」、保存原因清單（List of Reasons for Saving）、向下追問法（Downward Arrow method）和／或在視覺化期間或在嘗試丟棄時完成的想法記錄表中確定了有關物品意義的相關想法。這些認知元素包括自動思考（例如：「哦，不，我需要它！」）以及辯解囤積行為的解釋或信念（例如：「我可能永遠無法再找到它」或「丟棄它會很浪費」）。這些解釋通常包含如上所述的認知錯誤，並且信念通常涉及表 10.1 的一個或多個主題。

核心信念對於個人的自我更為重要；它們具有全面性、過度概括性及絕對性，大多可以非常簡單地說明。通常，它們只是個案自己的負面標籤。激發後，核心信念會推動個案對事件的解釋並引發強烈的負向情緒。在某些情況下，核心信念也可能參考其他人。這並不奇怪，因為這些信念

表 10.1　　囤積信念	
物品的價值	對物品的責任
代表個人身分的物品	對人的責任
代表安全的物品	實用性，避免浪費
物品的需求	對記憶的信心
能夠忍受不適感	需要控制物品
完美主義	

源於人們生活中重要的早期經歷。例如：「我很糟糕」、「我是一個失敗者」、「我不夠好」、「我不討人喜歡」、「我不配」、「人是不可信的」和「人是卑鄙的」。除了這些負面的核心信念之外，許多個案也有積極的信念，比如「我有能力」、「我是個好人」、「其他人是善意的」。你使用這裡描述的認知策略的目的是幫助個案加強核心、積極的自我信念，同時檢驗和辯駁負面的核心信念。當然，認知治療必須基於過去經驗和當前理解的跡象。

認知策略

　　在個案積極分類、整理和清除雜亂時，這裡描述的囤積認知治療方法最適合不過。也就是說，交叉使用的認知方法適合技能訓練和行為練習。一個重要的目標是幫助個案學習如何觀察他們自己的反應，並了解他們在囤積環境中的想法，作為改變這些反應的第一步。一旦確定了延續囤積行為的重要信念，你就會想幫助個案使用下述策略評估其準確性。這些方法旨在促進符合事實的理性替代觀點，並且比最初的解釋更客觀。請記住你正針對的替代信念，例如：「如果我有需要，我能夠找到那些資訊」、「這些只是個物品；它們不能作為人一樣代表我」或「把東西放在它們所屬的地方意味著我可以在我想要的時候找到它們。」以下是各種策略；選

擇最適合當下背景的去應用。

關於物品的問題

當囤積個案考慮物品時，他們想得最多的是該物的品質，這讓他們保留了它，但他們很少或根本不關注該決定的後果。第 7 章的收集問題和第 9 章有關物品的問題是幫助個案思考不保留物品的原因的好方法。確保個案已完成這些表單並容易取用。

優點與缺點

囤積者也傾向於聚焦在丟棄某些東西相關的即時代價，同時忽略了保留所有這些物品的成本以及丟棄它們的好處。關於減少雜亂的優點和缺點已在第 5 章的動機訪談中進行了描述；這裡應用於在個案分類時保留或丟棄物品的決定（見表 10.2）。幫助個案說明保留物品的個人好處，然後再到壞處。使用《自助手冊》第 93 頁中的「優缺點工作單」。

如果個案忽略了明顯的優點或缺點，那麼建議一些可能性，但要注意不要過度使用以避免引發防禦性反應。請注意，保留物品的缺點與丟棄物品的優點非常相似，反之亦然。列出所有想法後，使用替代方法總結成本和利益。例如：「一方面，你喜歡所有資訊圍繞著你，它可以幫助你獲得充分的訊息。但另一方面，你也發現有這麼多報紙是一種負擔，你感到內疚，你找不到你想要的資訊，房子更髒，而且其他東西的空間也更少。」避免過分強調成本，只呈現發現的。然後，詢問個案從這個練習中得出什麼結論。透過溫和的共識加強有利於改變的結論（「我也這麼認為」或「我傾向於同意你」）。同樣，不要過度這樣做，因為試驗中的個案可能會退縮並專注於他們當前行為的優點和改變的缺點。

當個案同意需要改變時（例如：消除雜亂），明確討論執行方法，以

表 10.2　優缺點工作單範例

指定正在考慮的物品：　報紙

優點（好處）	缺點（代價）
保留／收集：	保留／收集：
因為它們可能包含重要訊息，所以如果我閱讀它們，我會變得消息靈通	它們用掉很多空間
我隨時有東西可以閱讀	因為我沒有讀過它們，所以我會感到不舒服。它們是我一直要面對的負擔
只要我讀完，就可以將它們當作包裝材料	房屋中的一堆堆物品令打掃有所困難，有些地板也損壞了
	我找不到在那堆物品裡的某件東西
丟棄：	丟棄：
我有更多的空間	如果我丟棄它們，我可能會錯過重要的訊息
我有更多的自由，並且不會對他們感到如此有責任	如果我不讀完，我會感到內疚
我有更多時間閱讀書籍或做其他事情	
房子會更乾淨，條件更好	

鞏固丟棄計畫。當他們變得害怕和厭惡丟棄物品時，你也可以提醒個案代價和效益。這將有助於他們在事情變得困難時記住整個畫面和目標。優缺點技術可用於單個物品（如收據）和物品類別（某個信封中的所有收據或過去的某個日期）。顯然，對類似的物品使用該方法是最有效的，但是一些個案可能需要在幾個單一物品上工作後，才能將它們組合在一起以做出全局性決定。這種技術也適用於在整理時物品離開視線的恐懼和堅持完美主義標準。請記住，詢問囤積的代價也會引發負向情緒，甚至是憂鬱情緒，需要敏感度以避免將負向情緒與治療本身聯繫起來。

向下追問法

向下追問法（Downward Arrow method）有助於識別災難化恐懼，以及強烈的或核心的信念，並且在視覺化或暴露任務期間通常很有用。介紹此方法並將此任務描述為有助於澄清想法和信念的認知技術。例如，要求個案選擇一個在考慮丟棄它時會引起中度不適感的物品，並在「向下追問表」上列出。詢問他們對扔掉這件物品感到多苦惱（0 至 100），並在每次回應後繼續提出一系列重複性問題：

■ 這意味著什麼？

■ 如果發生這種情況，那意味著什麼？

■ 那最糟糕的是什麼？

■ 會發生什麼其他事嗎？

如果個案提出無關的想法，可以問：「你對此有任何其他顧慮嗎？」如果個案沒有任何更深層意義的想法，請避免施加壓力——他們可能不在狀況和／或可能還沒準備好解決這些問題。在了解個案的底線（沒有進一步的想法）後，將最後的信念或災難性的恐懼與之前提及的聯繫起來，以幫助他們理解自己的假設。下面以擔心物品離開視線為例，示範這些步驟。

案例片段

治療人員：我想用我們稱之為向下追問的方法來理解你將它們移出客廳的想法。這個方法幫助我們找出把物品放在一邊導致阻礙整理物品的信念。首先我先問一下，如果我們將這些文件移到文件櫃

中的資料夾中，你認為會發生什麼事？

個　　案：我可能再也找不到它們。

治療人員：好的，如果你再也找不到它們，會發生什麼事呢？

個　　案：我可能會失去我永遠不會再有的重要訊息。

治療人員：為什麼這會影響你？

個　　案：我不確定，也許我不會知道一些我需要知道的事情，你知道，與我的健康有關或其他事情。

治療人員：嗯哼，如果你確實有健康問題而在家裡找不到相關訊息，這意味著什麼？

個　　案：我會對此毫無準備。

治療人員：那樣最糟糕的是什麼？

個　　案：我可能會生病或死，因為我不知道該怎麼做。

治療人員：你會生病及可能會死。那樣最糟糕的是什麼？

個　　案：只是我沒有準備和生病。我想不出別的什麼。

治療人員：好的。我想你所說的是將這些文件移出你的客廳，意味著你沒有準備好並且你會生病和死亡？是這樣嗎？

個　　案：嗯，這聽起來有點極端。

治療人員：極端？怎麼說？〔讓個案建立邏輯關係以鞏固學習。〕

個　　案：你知道，移動這些文件並不會讓我生病或者甚至是毫無準備，因為我擁有它們，只是不在這裡。無論如何，這些文件對我得到的任何疾病不會有幫助。我覺得將它們放在這裡並沒有多大意義。

治療人員：好的。你確定嗎？

個　　案：嗯，我確定。

治療人員：那我們要搬移它們嗎？〔透過盡快鼓勵相對應的行為改變，加強思考上的微小變化。〕

個　　案：嗯，我猜可以。但是，這仍然很難。

治療人員：是的，這確定是的。〔等待確保個案感覺準備好。〕正如你所
　　　　　說，你把它們留在這裡的行為並沒有太多的邏輯意義。我們可
　　　　　以試著搬走它們，看看你能否適應？

個　　案：好的。

　　因為許多個案沒有覺察到驅使他們囤積行為的信念，所以明確說明這些信念使他們更容易觸及與評估。向下追問過程可以重複幾次，直到信念變得清晰（例如：「我不會因為不買這個而變得愚蠢」；「一旦我丟棄它，就會發生一些可怕的事情，我會需要它」）。然後，治療人員可以使用下面提出的其他認知策略幫助個案檢驗這些信念的證據，例如，確定想法的來源（例如：父母觀點、個人創傷），使用蘇格拉底式問話來評估邏輯，以及設計行為實驗。

蘇格拉底式問話來檢驗證據

　　蘇格拉底式問話方法涉及向個案詢問有關其信念的一系列問題，以澄清他們的慣用邏輯。治療人員的主要目的是透過提問個案所具有的假設，從假設間的差異中指出明顯的漏洞。這種方法倚賴於開放式但指導性的問題。蘇格拉底式問話的風格並不是有說服力的或具有爭議性的，避免使用「是，但……」和「……，對吧？」這樣的短語。因為這是說服個案，而不是在他們自己的信念中澄清，以及推估各種情況的潛在替代方式。因此，就像動機訪談一樣，這些問題可以幫助個案檢驗他們用於做出結論的證據。鼓勵個案將自己視為科學家或偵探，並以假設的形式說明自己的信念。例如：

　　　　你一直在努力維持所有物品在都在視線內，因為這可以幫助你了

解物品的位置。我們稱之為一個假設，即「讓視線內的物品都能幫助你記住它們」。你願意檢查這一假設的真實性，看看是否有其他替代觀點嗎？例如，一個替代觀點可能是：「維持一切物品在我視線內是很難做到的事。」然後我們可以確定是否有證據支持這個假設。

提出好奇心問題來解釋想法並用略微不同的詞語重新描述個案的陳述，以驗證他們的理解是否正確。這些問題通常聚焦在下列方面：

■ 有哪些證據支持你的假設？有沒有證據表明沒有？

■ 有沒有其他方式來看待它？

■ 最有可能的結果是什麼？

■ 你是否在使用錯誤的思考？

以下是一些蘇格拉底式問話，對於擔心將物品放在視線之外的個案可能會有所幫助。

案例片段

個　　案：我喜歡把東西放在我能看到的地方。這樣，我就不會忘記重要的事情。

治療人員：好吧，你的想法是，如果在你面前有一堆你看得見的東西，你不會忘記它們，你可以找到它們。〔個案點頭。〕在重要的東西被覆蓋之前，實際上你看到它們的時間有多久？我們看看這些紙張，它看起來像收據。這很重要嗎？

個　　案：是，我可能會需要退貨。也許它會放在那邊幾天或一週。我知道，我會把它們放在最上面。

治療人員：所以你可以看到它幾天但不會更多。如果你想在大約三週後找回它，那麼你認為你會很容易找到它嗎？

個　　案：我不確定。或者可以。

治療人員：〔不是對個案的陳述提出異議，而是治療人員順應脈絡。〕這一堆似乎有各種各樣的東西。你能記住這堆裡的所有東西嗎？我認為你的目標是把它們放在看得見的地方並且記住它們，是嗎？

個　　案：是的，我確實知道這堆裡的一些東西，但不是全部。

治療人員：所以，如果你想確定找到一些東西，比如你前幾天要找的電話費帳單，那麼當帳單來的時候，最好把它們放在這堆裡嗎？還是有更好的地方放它？

個　　案：我應該把它們放在一起，可能放在桌子上。你知道，這很麻煩。

治療人員：嗯，我想你是說把帳單放在這堆上並不是你記住你擁有它，或者你把它放在哪裡的最佳方式。是對的嗎？

個　　案：是的，不完全是。

治療人員：你還提到你把東西堆在一起，所以你不會忘記它們，我想知道你認為什麼是不忘記東西的最佳方式。也許我們可以使用一些例子，就像你需要支付的帳單或你想要去的活動。最好的記憶方式是什麼？

個　　案：哦，我把那些放在冰箱門上，你知道，然後我就看到了。

治療人員：因此，這堆並不是你記住東西的最佳位置。那如果你想給我看一個剪報會怎樣？假設你把這個剪報放在那堆上，我從現在算起六個月後來到你家，而你想把它給我看。

個　　案：噢，到時候它會被埋起來。

治療人員：你還會記得你擁有它或它在哪裡嗎？

個　　案：我知道我有它，但我可能無法找到它。

治療人員：所以你會在沒有看到它的情況下記住。也許這個情況在其他物品上都會有？

個　　案：是的，可能是的。

治療人員：但是記住了它並不總能幫助你在這堆中找到它。讓我問另一件事。你有時會驚訝地發現你忘記了這堆裡的東西嗎？

個　　案：哦是的，就在前幾天……

治療人員：所以把東西放在這堆的上面，你可以看到它並不總是幫助你記住你是擁有它的嗎？

個　　案：我猜是這樣的。

治療人員：我認為你是在告訴我你最初的想法是把物品放在這堆中，以便你可以看見它們，但並不代表可以幫助你過一段時間後記住或找到他們。你喜歡讓它們保持在視線內，這會讓你感覺更好，但它並不能幫助你更容易找到或記住它們。對此，你有什麼想法嗎？

　　請注意，治療人員重申了最初的假設和結論，但並沒有過分強調這一點，以免引發鞏固這些信念的防禦性反應。從這裡開始，治療人員可以繼續幫助個案思考其他記憶和尋找物品的方法。這些方法需要更多的時間和精力，因此也必須探索，也許使用優缺點方法。

　　保留舊報紙是一種非常普遍的囤積特性。為此，以下蘇格拉底式問話和計算代價可能會有所幫助：

■ 你讀這些報紙需要多長時間？

■ 這些日子你花多少時間看報紙？

■ 如果我們從這裡計算，我現在先弄清楚你有多少報紙。〔演示計算過程〕看起來你有大約 1,200 份報紙。讓我們看看，每份報紙需要大約 30 分鐘閱讀，你每週閱讀約 2 小時，按照這個速度，你可以每週完成 4 份，所以將 1,200 除以 4，這需要 300 週，大約需要 6 年才能趕上。但是你每週還會收到 7 份新報紙。因此，每週閱讀 4 份報紙，閱讀速度比收集速度慢，報紙堆也會變得更大。

■ 如果你每週將閱讀時間翻倍至 4 小時，那麼只需 3 年時間閱讀所有內容，但你仍然可以收集新的報紙。現在讓我們看看，如果你讀了 4 個小時加上每週額外 3.5 小時的新報紙，那麼每週 7.5 小時可以在 3 年內完全趕上。為了趕在 1 年內完成，每週需要 22 到 23 個小時的閱讀時間，有點像半工作。那是你想要花的時間嗎？

■ 你喜歡在你周圍堆放一堆未讀的報紙嗎？〔請記住，這實際上可能對一些人感到舒適。〕

■ 我想知道如果你從未讀過這些舊報紙，你的日常生活會怎樣。假設你幾年後去世，但從未讀完一份？這在你生命中有多重要？

■ 如何維持閱讀這些報紙，以幫助你實現治療開始時的目標？

　　如果在回答其中一些問題時，個案明確表示他們想要改變保存和閱讀報紙的習慣，那麼你可以問：「你認為你需要做些什麼來改變？」在這一點上，解決問題會很有用。如果問題是有太多報紙需要閱讀，那麼選項可能包括停止當前的報紙收集行為，並減少閱讀舊報紙的時間。在蘇格拉底式問話期間提供一些個人反饋也很有幫助。例如：

■ 我實際上並不是每天都看報紙，因為有時像你一樣，沒有時間。有時我只看了頭條新聞，有時我只讀了二或三個故事，有時只是部分故事。我

只記得我讀過的一些內容，有時幾天之後就會完全忘記。有時我根本不會看，只是把它放在回收箱中。這看起來很浪費，但我的時間對我來說實際上比報紙更重要。這與你的經驗比較，你有什麼想法？

如果他們不讀完所有內容並記住它，則尋找個案不切實際的、也許是不合適的完美主義期望。以下一些策略可能會對這些態度構成挑戰。

換位思考（替代觀點）

大多數認知策略旨在幫助個案從當前情況中退一步，並從不同角度進行檢視。採取另一種觀點並以相反的立場可以幫助他們發展替代觀點。使用同性朋友、家庭成員或孩子的模式可以使這些比喻更具相關性。以下問題可能有用：

■ 你的一個朋友也會這樣嗎？

■ 你認為你的姊姊〔兄弟〕會同意你的想法嗎？

■ 這是你想教你女兒〔兒子〕的東西嗎？

■ 你會推薦我這樣做（想）嗎？為什麼？為什麼不？

■ 你會對告訴你這些事的朋友或情人說些什麼？

■ 如果你對自己很好，你會對自己說什麼？

另一種方法是治療人員採取相反的觀點，當個案在練習抗拒保留物品時，試圖說服個案保留一個物品。使用此策略可以幫助那些有所進展的個案，但需要加強他們的決心。要求個案選擇他們考慮丟棄的一兩件物品，然後對個案之前提出過的保留物品原因提出辯證。以下是一個布絨玩具動物的例子。

案例片段

治療人員：我們來嘗試一種策略，在你說服我你應該丟棄它時，我會試著跟你說話。這將有助於你採取不同的觀點，我認為這有助於你對自己的決定更有信心。我們要試試這個嗎？

個　　案：好的，我們試試看。

治療人員：好。所以請記住——我試著跟你說話，然後告訴我為什麼不這樣做。我們就用你帶來的這個毛絨兔子試試看？

個　　案：好。

治療人員：開始了。〔停頓〕但它太漂亮了，你喜歡毛茸茸的東西！

個　　案：是的，我喜歡它，但我已經有很多了。此外，這個不如我其他擁有的那麼好。

治療人員：好吧，你可以保留它，以便鄰居的孩子可以在你家玩。

個　　案：我可以這樣做，但他們已經有很多玩具。

治療人員：你也可以為你孫子孫女保留它。

個　　案：哦，我想不出為什麼我不想那樣做。

治療人員：那麼，讓我們看一下你的清單上的一些問題，看看這些問題是否有助於你說服你自己。

個　　案：好的……這一個。它會浪費我的空間，占用我預留給其他物品的空間。我會用我的方式，只是還要多處理一件物品。此外，它真的不再那麼好玩了——有點難看。

治療人員：但是你不會傷害它的心靈嗎？

個　　案：……你差點把我帶進去……不，這只是一堆毛絨做的假皮毛，甚至都不漂亮。它沒有情感。我現在正在擺脫它。

治療人員：你在很少的幫助下做得很好。有什麼我遺漏的東西會動搖你嗎？

想法記錄

在第 4 章中，我們建議使用「簡要想法記錄表」來幫助你的個案理解觸發點、想法、情緒和行為之間的聯繫。在分類和丟棄練習期間，透過在想法記錄過程中添加兩個步驟來幫助個案逐漸改變他們的想法，在這些步驟中，他們：(1)識別對他們更有意義的替代想法或解釋；(2)記錄完成後的結果。下頁的表格基於第 4 章的簡要想法記錄提供了一個示例。讓你的個案使用《自助手冊》第 96 頁中附有的「想法記錄表」記錄他們與保留相關的想法和情緒，以及理性的替代想法和結果。個案可以透過使用此處建議的任何認知治療方法（物品問題、優點／缺點、向下追問、驗證證據、換位思考）提出替代信念。我們建議在個案陷入某個引起強烈感情的特定物品時，指定在家中的想法記錄作業。記錄物品、他們的想法、情緒、替代信念和結果，有助於個案將有意生成替代想法的過程具體化，以便在分類時對抗慣常的思考模式。對於困難決定的情況，我們建議每次分類唔談僅指定一個或兩個想法記錄。

定義重要性：需要與想要

誇大、過度推論和感情用事的思考方式使個案將物品的重要性放大到保留它們似乎至關重要的程度。為了幫助澄清根據個人目標和理性思考的物品真正價值，個案需要將他們真正需要（need）的東西與他們想要（want）的東西區分開來。《自助手冊》中的定義重要性和價值量尺可用於此目的，要求個案選擇中等難度但適合丟棄的物品。如果個案選擇治療人員認為合理保留的物品，則要求他們選擇大多數人可能會丟棄的物品。向個案詢問需要的初始評分，並希望使用下面 0 到 10 的量尺。然後，回顧工作表上的問題和以下的量尺，看看個案是否在思考他們生活中其他重要目標與物品的真實價值的關係後改變了他們的評分。要求個案反思他們從本練習中學到了什麼，並做出關於保留或丟棄該物品的決定。

想法記錄範例

姓名：__陳__　　　　　日期：__11/30/2013__

引發情境	想法	情緒	較理性的想法	結果
在廚房的桌子上分類東西，找到一些舊的財務表格	我可能需要這些用來報稅或其他用途，我害怕把它們扔掉	焦慮	這些只是七年多以前的舊公益事業收據。我不需要它們，即使我這樣做，我也可以從公益事業提供商那裡獲得訊息	放入回收站
找到了一些舊雜誌	我應該讀這些，這可能是重要的東西	焦慮	這些都是七年前的，真的過時了。任何重要的東西都可以在網上找到	將它們放入回收站
	有人可以使用它們，我可以把它們交給我的鄰居，她喜歡這種舊雜誌	因沒有讀它們感到內疚	我的鄰居不想要或不需要舊雜誌，只是因為我感到內疚。夠了！	

182

需要量尺

0 ------1------ 2------ 3------ 4------ 5------ 6------ 7------ 8------ 9------ 10

不需要　　　　　　　　　　　　　　　　　　　　　　　需要
　　　　　　　　　　　　　　　　　　　　　　　　　　生存

想要量尺

0 ------1------ 2------ 3----　4------ 5------ 6------ 7------ 8------ 9------ 10

不想要　　　　　　　　　　　　　　　　　　　　　　　渴求保留

評估物品重要性和價值的問題：

■ 沒有它你會死嗎？

■ 沒有它會損害你的安全嗎？

■ 沒有它你的健康是否會因此而受到危害？

■ 你的工作必須有它嗎？

■ 你需要它是否出於財務目的？（例如：稅務或保險紀錄）

■ 還有其他需要它的原因嗎？

■ 你想要的這個物品超出你實際需要它的程度有多大？

完美主義連續性

對於具有二分法和完美主義想法的個案特別有用的是對完美主義連續性（perfectionism continuum）的討論。要求個案使用下面的完美主義量尺指出決定或行動需要的完美程度。

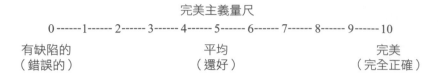

完美主義量尺

0 ------ 1 ------ 2 ------ 3 ------ 4 ------ 5 ------ 6 ------ 7 ------ 8 ------ 9 ------ 10

有缺陷的　　　　　　　　　　平均　　　　　　　　　　完美
（錯誤的）　　　　　　　　　（還好）　　　　　　　　（完全正確）

透過各種活動，包括他們必須做到完美的一些活動（提供物品給合適的人、設置歸檔系統）和一些不涉及完美主義的活動（觀看日落、聽音樂、吃早餐），以回顧個案嘗試完美處事的後果。要求個案為上述的兩類活動報告他們的經驗（或願意經驗）的樂趣。一旦個案理解了不那麼完美主義的潛在優勢，就設計一個家庭作業實驗，以檢驗他們如果做出好的努力而不是完美的努力就能享受某些事情和／或完成更多的假設。

比喻和故事

治療人員可能也會發現比喻和故事傳達易於理解的有用訊息。與其他認知策略一樣，目的是允許個案走出自己，從另一個角度審視自己的情況。比喻或故事可以簡單或精細。這裡有一些例子：

　　一個非常擔心犯錯的人發現，隨著時間的推移，他再也無法容忍工作中的一般錯誤，所以他被迫辭職。不久後他就不能容忍他認為在駕駛中的錯誤，儘管他從來沒有發生意外甚至接近意外，他放棄了駕駛。很快就開始擔心他在廚房做飯時犯的錯誤，他不再進入他的廚房。然後他無法容忍他走下樓梯時所犯的錯誤，所以他留在樓上。最後，每一個動作似乎都充滿了潛在的錯誤，他放棄了所有行動。他以一個從未犯過錯誤的完美男人身分逝去。

要求個案想像為具有非常嚴格標準的教練或老闆工作，與具有更寬容和明快風格的人相比，他們會解釋哪裡做錯了並要求改善行為。當教練是

一個強勢的成年人並且受訓者是小孩時，這特別有效，因為個案可以很容易地看到孩子們以支持性和鼓勵性的方式對建議和更正做出更好的反應，而不是帶有嚴厲批評和負面標籤的嚴格規則（「你怎麼這麼笨？」）大多數個案可以輕鬆地將這個比喻應用於他們自己的嚴格規則和他們情感、想法和行為的自我陳述影響。

當個案的完美主義以記憶或了解訊息為中心時，可以考慮將想要了解或完美保留一切的人與圖書管理員或博物館館長進行比較。探索必須將各種細節儲存在頭腦中或保留所有細節的後果，並與只是知道在哪裡查找訊息以找到所需內容進行比較。

考慮使用下面的故事來討論放棄機會的必要性。有個女人感到被迫利用每一個學習的機會，每當她看到一本看起來很有趣的雜誌或報紙時，她就必須得到它，每當有講座，她必須參加，以免她錯過新的訊息。這種強迫性變得如此糟糕，以至於有一天她被發現站在報攤前無法動彈，所有她能想到的都是她面前的所有報紙和雜誌，這些報紙和雜誌太多而無法購買，而且訊息太多，無法閱讀所有內容。她無法決定購買哪些以及「失去」哪些。

當治療進展似乎緩慢時，特別是如果家庭成員迫切需要更快速的改變，一個可能有用的比喻，就是暗示在非常混亂的家庭中改變，就像在合理的飲食中減肥一樣。雖然每天看到這個人很難注意到體重的變化，但是這個人感覺更好，能量也更多。幾個月沒有見的人才會立即看到減重的效果。

評估時間

這項練習要求個案評估他們如何使用時間，而不是只聚焦於物品。許

多囤積個案都有詳細的計畫，以便他們在「我有空的時候」處理他們的事情，但他們似乎從來都沒有足夠的時間。在大多數情況下，個案嚴重低估了處理物品和高估其能力所需的時間。我們在計算個案閱讀所有收集的報紙需要多長時間之前就提到了這個問題。

這個計算可以開始討論他們**想要**如何花時間：

■ 你想要每天花那麼多時間閱讀舊報紙嗎？

■ 這樣做的話，什麼會在你生活中錯過？

■ 這如何符合你的價值觀和目標？我們現在回顧一下。

給予物品「時間價值」可能會提供一種新的思考方式。例如，個案閱讀和丟棄垃圾郵件需要的時間是三分鐘，那麼垃圾郵件的時間價值為三分鐘。如果將物品保留更久以做出進一步考量，則時間價值或許會更高。

發現核心信念並尋找替代方案

向下追問法和蘇格拉底式問話也可以用來探詢核心信念，並將它們與導致收集和保留的錯誤想法連結起來。蘇格拉底式問話幫助個案審查核心信念的證據、採取另一種觀點，並評估他們給自己的標籤（例如：勉強、愚蠢），可以用來指導個案提升自己不固著的替代觀點。見 Wilhelm 和 Steketee（2006）的第 13 章。

家庭作業

可以將以下認知方法指定為作業：

■ 檢視「不合理思考模式清單」，以確定在一週內發生的一些情況。找出

避免錯誤的替代想法。

■ 在分類時使用「物品問題表」。

■ 完成的「想法記錄表」和／或「向下追問表」，以識別放棄物品相關的信念。

■ 使用「想法記錄表」來評估當前保存原因的準確性並考慮其他原因。

■ 練習似乎最有效的特定認知策略（例如：物品問題、優點／缺點、向下追問、驗證證據、換位思考）。

■ 在家中進行分類遇到決定困難時，使用重要性（需要與想要）和完美主義量尺。

■ 寫下看似最有幫助的比喻或故事，並張貼在家庭中顯眼的地點。

■ 計算保留物品相關的時間成本。

第11章　治療囤積症的併發症

囤積行為通常涉及許多可能令治療複雜化的問題，重要的是要預測個案會面臨的困難範圍。本章回顧了囤積症中最常見的複雜因素。其他可能有助於解決這些問題的資料包括 Bratiotis、Schmalisch 和 Steketee（2011）的 *The Hoarding Handbook: A Guide for Human Service Professionals*，這本書專為各種健康和心理健康的專業人士設計，深入介紹了本章提到的許多問題。

健康和醫療問題

患有囤積症的人通常體重超重並且身體健康狀況相對較差，包括各種慢性和嚴重的病情（Tolin et al., 2008a）。其中最常見的是關節炎和關節問題、高血壓、哮喘、糖尿病及自體免疫疾病，這些問題可能會為完成治療帶來困難並需要特殊幫助。個案可能無法抬起和搬重物，病情也可能導致家中有有害物質。例如，我們的一位個案需要進行家居腹膜透析，並因此保留了數百個從未返回醫療治療室的使用過的透析袋，此類醫療廢棄物可能需要特殊處理才行。

此外，家庭中物理環境的各種問題可能影響健康並且需要立即注意。這些包括黴菌、蟲害、變質食物和缺乏衛生預防的病原體。由於擔心其他人進入家中，囤積者有時會在沒有電、暖氣和水管的家中生活，並伴隨著不健康和／或不衛生的狀況。因為囤積者可能有點孤立，你可能是唯一了解這些情況的人。在家居中進行併發症和衛生水準的全面健康評估是非常

重要的。請記住，嚴重的健康和衛生問題可能會引發當地衛生部門的檢查，並可能引發違規行為。通常情況下，衛生部門會給他們一定的時間來糾正違規行為，但他們通常不提供建議或資源，除非他們是社區內囤積工作小組的一部分，能夠整理資源以協助囤積者。當涉及衛生部門時，建議你與衛生人員直接溝通，以幫助個案糾正問題。這需要個案書面同意你與其他機構溝通。在討論這個問題時，請務必確認你的個案感覺自在並允許你分享訊息，以及在治療人員與個案的關係中應該要維持的保密內容。此同意和保密問題也適用於下面討論的其他服務提供者。

財務需求

在大多數囤積案件中，財務壓力是不可避免的。一些研究表明，患有囤積症的人收入較低，但調查結果並不一致（Steketee & Frost, 2013）。無論收入如何，囤積的某些方面都會在財務管理上產生問題，治療人員可能需要留意。按時繳付帳單可能很困難，因為帳單會在紙堆中丟失並散落在整個房屋內。即使經濟狀況沒有問題，也可能會有尚未收到錢的憤怒債主出現。儲存和管理稅收、保險、信用卡和資產（例如：房屋、汽車、投資）等文書工作可能是一項重大挑戰。當上述的文件難以獲得時，它可能導致緊急情況，從而中斷治療並導致進一步的財務問題（遲到或未繳的稅款，以及帶有昂貴處罰甚至法律後果的帳單）。如果這些是你個案的問題，那麼請確保在治療期間建立整理系統會令他們能夠盡快解決其中一些問題。此外，你可能需要確定特別的資源，以協助個案進行與其囤積相關的財務管理。如果你所在地區有當地的囤積工作團隊，那麼該團隊可能會為個案推薦財務資源。

家庭行為

　　囤積者的家庭成員可能承受相當大的壓力，如果他們在成長過程中與有囤積行為的父母住在一起，那麼他們會有一個受壓迫的童年，包括較少的幸福、交朋友的困難、家庭中更少的社交聯繫、困難的生活狀況以及家庭緊張。即使他們不是在一個囤積的家中長大，他們也會因為要讓年邁的父母清理家中而感到非常沮喪。一般而言，囤積者的家庭成員對他們表達了高度的敵意（Tolin et al., 2008b）。在數十年囤積行為衝突的背景下，不難理解會有這樣的心態。由於這種激烈而長期存在的衝突，家庭成員很難與他們親愛的囤積家人進行互動。在考慮將家庭成員作為幫助者時，重要的是提前探索這些問題，並確定他們是否能夠以與治療方法一致的方式做出幫助。

　　第二個問題是其他家庭成員是否也患有囤積症。如第 1 章所述，囤積行為似乎在家庭中持續，越來越多的證據支持有遺傳關係。這意味著家庭中的其他人參與（並且可以容忍）囤積行為並不罕見。當出現這種情況時，需要更多的護理和計畫進行治療，因為你的個案決定丟棄物品可能會引起其他家庭成員的關注。

　　無論是家庭負擔還是家庭形式的囤積行為，家人囤積反應量表（FRHS; Steketee, Ayers, Umbach, Tolin, & Frost, under view）可能是衡量關係破裂和強化囤積行為程度的有效方法。經過一項對超過 400 名家庭參與者的網路研究調查檢驗，這個 16 項題目的量表（見附錄）有兩個分量表：行為改變（例如：做決定、保留物品、暗中丟棄、幫助收集、接管責任）和對健康、衛生、痛苦和家庭關係的威脅造成的不良個人後果。全量表和兩個分量表的得分如下表所示：

400 名家庭成員在家人囤積 反應量表的得分	平均數	標準差	全距
全量表	15.0	10.4	0-53
行為改變	6.0	5.9	0-27
個人後果	6.9	4.2	0-20

這並不奇怪,更嚴重的囤積行為和雜亂為家庭成員帶來更糟糕的個人後果。此外,如果家庭成員也有囤積症狀,會對於囤積者更加包容,更可能加重其囤積行為,這表明當家庭成員有相似的傾向時,可能特別需要進行減少家庭加重囤積行為的干預。不管家庭成員是否受到囤積的影響或參與囤積行為,假定你的個案同意,計畫召開家庭會議與住在家中的人或常與他們聯繫的親戚討論囤積治療計畫。討論治療期望以及你的個案學習獨立決定的必要性,將有助於為整個過程提供更多的家庭支持(並且可能參與其中)。

居住問題

囤積者經常因房屋的狀況與房東發生衝突。在這裡,囤積的嚴重性和潛在後果必須仔細考慮到個人隱私權。房東有權檢查並有責任確保生活狀況符合社區制定的規範和標準。這可能會在房東和囤積個案之間造成對立關係,並增加收回房屋的可能性。事實上,最近的一項研究表明,在紐約的強制收回房屋服務中,近四分之一的人患有囤積症(Rodriguez et al., 2012)。驅逐程序有時會讓個案接受治療,無論是自願還是由法院強制執行,並且因意識到囤積行為是一種精神疾病而使這類案件頻繁增加。房東的壓力可能為治療工作帶來額外的動力,亦可能是一種負面的壓力,干擾個案在克服囤積的工作能力。在任何一種情況下,你身為治療人員的角色可能需要與房東進行溝通,以防止在治療過程中房屋被收回,或協助尋找

新住處的過程能更加順利。同樣，這些情況會引起更多的保密問題，必須謹慎處理。

安全問題

　　新聞媒體經常報導囤積者因雜亂而遭受嚴重傷害甚至死亡的故事，我們建議在治療早期使用第 3 章中的安全問題表進行安全關切程度的快速評估。在某些情況下，個案已經經歷過跌倒或被埋在雜亂堆積物的崩塌中。對於老年囤積個案來說，跌倒是更加危險的，如果你的個案年齡較大或是行動不便，那麼在計畫雜亂工作時要特別小心這種風險。也許囤積造成最危險的威脅是火災風險的增加。在澳洲維多利亞省屋齡 10 年住宅房屋火災的調查中，不到四分之一的火災涉及囤積行為，但與囤積有關的火災中，卻占了死亡人數的 24%。我們要在囤積個案中尋找靠近熱源（例如：暖爐、散熱器、火爐、過多插頭的延長線）的易燃物料（例如：紙、衣服等）。此外，堵塞的出口和無法快速通過的房間增加了危險性。有時，這些安全問題需要在開始嘗試清除雜物之前，先將物品從熱源、窗戶和門附近移開。

對兒童和老人的危害

　　大多數的州要求心理衛生人員必須報告可能在家中威脅兒童和老年人健康或安全的情況。翻查你所在州有關強制報告的法律，並確保遵守這些法律，以及你為個案提供有效治療的能力。關於決定什麼會構成嚴重威脅可能很困難，第 3 章描述的評估方法有助於做出這一決定。對於已經將孩子或老人送走的個案，可能需要與當局進行密切協商，以確保親人在安全的情況下返回。同樣，在囤積症病例中，這樣的當局可以促進改變的動機

或產生影響治療的過大壓力。與監督機構的個案管理員或社工密切合作（例如：兒童保護服務），可增加得到正向結果的機會。

動物照顧的問題

雖然我們有提到這本書旨在治療囤積物品而非動物的人，但即使只有一隻動物在囤積者的家中，有時也會造成很大的困難。如果你的個案有任何寵物，那麼評估他們能夠照顧寵物的程度。他們可以帶寵物散步還是就放在外面？寵物在家裡大小便嗎？如果需要，與你的個案一起制定計畫，以便在治療過程中，如何在家中仍然雜亂的情況下給寵物最好的照顧。在某些情況下，臨時放置在房屋外可能是有意義的。

共病

憂鬱症

正如之前提到，多達一半有嚴重囤積問題的人也會出現憂鬱症。有時憂鬱症可能非常嚴重，包括食慾不振、睡眠問題以及沒有動力做任何事。這對於最近遭受失落的人（例如：家人死亡或離開、失去工作、與健康相關的殘疾）尤其有可能。如果個案表現出憂鬱症（例如：食慾不振、睡眠問題、低能量），特別是如果他們報告顯著的自殺意念（幸運地，在我們迄今為止的臨床經驗中很少見），那麼治療人員可能需要進行額外的精神醫學評估。

在大多數情況下，隨著雜亂和囤積行為的改善，中度的憂鬱情形將會減退，抗憂鬱藥物或憂鬱症的認知行為療法也可能對個案有所幫助。你可以建議個案，應對憂鬱症的一種方法是增加運動和社交等活動。一開始是

很困難的，但通常在改善情緒方面非常有效，儘管這可能需要一段時間。請注意，在此治療計畫期間要求的活動也可能對情緒產生正面影響，但一開始個案可能需要強迫自己做事情，直到他們的心情隨著他們取得進步而改善。你可能需要對治療早期完成的任務進行小小的稱讚，因為憂鬱可能會影響個案接受過度正面評論的能力。當這不是問題，強烈鼓勵活動安排可能會有所幫助。

焦慮和憂慮

如第 1 章所述，大約四分之一到三分之一的囤積症個案也表現出廣泛性焦慮症（GAD）的症狀。這很可能表現在擔心許多生活問題，並且擔心如果沒有收集或丟棄那渴望的物品會引發不良的後果。目前尚不清楚需不需要因為廣泛性焦慮症而改變你的囤積治療計畫，如本手冊所述，因為我們沒有發現廣泛性焦慮症症狀對即時或長期治療結果有影響（Muroff et al., under review）。我們建議繼續使用此處列出的標準方法，因為這些行為和認知策略也與焦慮和憂慮症狀相關。

社交焦慮和自閉症類群障礙症

社交關係的問題在囤積症的人群中並不少見，並且可能導致這群人的婚姻率和社會支持網絡偏低。大約 25% 的囤積症個案也有社交畏懼症。在被診斷患有自閉症類群障礙症（Autism Spectrum Disorder, ASD）的人中也發現了囤積行為，但目前尚不清楚囤積行為多常出現在自閉症類群障礙症常見的注意力和興趣窄化的表現，或者它是否為一個單獨的心理健康狀況或是可能與強迫症或過動症等其他問題有關（參見 Pertusa et al., 2012）。無論與囤積行為的關係如何，有社交畏懼症或自閉症類群障礙症的人很可能難以讓其他人進入他們的家中。這可能使利用其他人（包括教

練、其他助人專業者、家庭成員等）在不購買行程中，陪伴個案或幫助他們在家中進行分類和丟棄工作的計畫變得更加困難。如果這些狀況明顯，那麼請注意確認你的個案同意其他人進入家中，並仔細選擇這些助手，根據需要提供訓練，以最大限度地提高這些干預措施將會有所幫助的可能性。

強迫症的症狀

許多囤積症個案也有強迫症症狀，包括污染恐懼和洗清或清潔儀式、擔心犯錯，以及伴隨檢查和再保證儀式。如果存在污染恐懼，請確定在囤積工作之前、期間或之後是否需要對此問題進行額外的工作。在治療開始時需要注意干擾囤積症狀進展的污染恐懼。有幾本手冊（參見延伸閱讀）可以幫助治療人員解決這個問題。

若輕微程度的強迫症儀式可以在囤積治療期間解決，治療人員可以要求個案盡量減少並最終消除它們。例如，一位個案同意減少她過度清洗櫥櫃物品的行為，因此她只需簡單擦拭它們後把它們放回去。她同意在她的分類完成後，她可以決定在她的廚房裡需要多少的一般清潔，並且當所有物品都被收走時，這將更加容易。

檢查儀式通常與囤積恐懼有關，因為個案檢查文件、信封及其他東西，以確保他們沒有遺漏任何東西。在討論問題、確定朋友或親戚的「一般檢查」之後，鼓勵個案逐漸減少他們為此付出的時間。可能需要進行多次分類晤談以練習盡量減少檢查並提高效率和速度。物品問題表、各種認知策略及行為實驗可用來確定是否可以接受不檢查。最終，個案應建立正式規則以限制其檢查行為。

許多個案透過尋求治療人員、家人、朋友、同事和其他人的慰藉來避免決定並減輕他們犯錯的擔憂。在從重複的慰藉尋求以減少不適感的情況

下，可能難以區分個案要求澄清治療任務或決定丟棄物品。有問題的請求通常可以透過他們的固執來辨識。個案通常以幾種不同的形式重複他們的問題，尋求減輕他們的焦慮，而不是獲得新的訊息。如果有疑問，請直接詢問個案他們是否已經知道答案，若仍感到焦慮，就必須透過再次詢問以釐清。在他們要求確定自動化思考和解釋之前詢問他們的想法。第 10 章描述的其他認知策略可能在這裡是有用的，或者只是達成關於盡量減少或消除再保證要求的共識。一定要讓家人和朋友遵守同樣的規則。

如果個案確實表現出明顯的強迫症症狀，那麼計畫增加針對暴露於恐懼情境或物品的特定干預措施，以及阻止清潔、檢查和排序儀式，和改變對這些恐懼的理由及其信念。這些方法可以在對有嚴重強迫症症狀的人進行囤積治療之前使用，或者在對干擾症狀較少的人進行囤積治療時使用。有關如何實施針對強迫症症狀的認知行為治療的詳細訊息，請參閱 Abramowitz（2006）的手冊，書名為 *Obsessive Compulsive Disorder*。

注意力缺陷

與囤積相關的另一個問題是容易分心或難以專注在任何工作，而不僅僅是囤積行為和管理他們的時間。一些個案自己也認知到這一點，並且可能已經診斷為注意力缺陷障礙並可能有過動症狀。這種注意力問題可能是他們囤積問題的部分原因。檢視評估期間蒐集的訊息，並參考第 6 章建議的策略，以便在治療期間對此問題進行工作。一本治療人員手冊 *Mastering your Adult ADHD*（Safren et al., 2005） 為注意力缺陷問題提供了詳細的干預措施。

偷竊

雖然不算常見，但大約 10%的囤積個案的確有偷竊行為（Frost et al.,

2011）。

　　例如，有位個案在過去大多數日子將某店員視為唯一的社交聯繫，當店員沒有與她交流時，她感到慨嘆。她的憤怒導致她從商店裡偷走了一些小物品。了解到她偷竊的原因之後，便幫助她重新評估她對職員行為的解釋並減輕了她偷竊的需要。另一位試圖限制她過度購物的個案，在認為她仍然可以收集東西而不用擔心花錢之後發生了偷竊。當然，偷竊是危險行為，但批評知道這種行為屬於違法的個案並且督促他們不再這樣做是不太可能解決問題，並可能破壞你與他們的關係。相反，要幫助個案分析導致此行為的事件序列，以制定消除它的策略。對於那些有偷竊衝動的人來說，讓他們參與詳細視覺化（很像第 6 章描述的那些）他們的行為後果有時是有效的。例如，想像警察到達現場、戴上手銬、將他們帶進監獄、打電話給他們的親屬等等。在這樣一個案例中，讓孫子們到警察局保釋個案的想像有效地消除持續的偷竊問題（Frost & Steketee, 2010）。

創傷後壓力症候群和創傷史

　　許多研究發現囤積個案大多有創傷史（Frost et al., 2011）。然而，有趣的是，創傷後壓力症候群（PTSD）的頻率在囤積症中並不高於其他心理健康問題（例如：強迫症；Frost et al., 2011）。然而，創傷史的存在和本質可以在治療過程中發揮作用。例如，我們的一個囤積個案在她的囤積方面取得了很大進展，直到專注在幾年前她被強暴的最雜亂房間。囤積工作的所有進展都停止了，她出現了創傷後壓力症候群症狀。在回到囤積工作之前，我們把注意力轉向治療她的創傷後壓力症候群。蒐集創傷史是開始治療之前評估過程的重要部分。

認知障礙

　　囤積行為也發生在發展障礙的人們中，他們可能表現出與此處描述的症狀非常相似的症狀。問題解決、整理和決定的基本技能培訓，以及對非囤積行為的立即性加強，是該類個案的適當干預策略。類似地，制定收集行為的規則和練習不購買行程的行為方法將是有幫助的，並且在家中重複練習分類、整理及做出丟棄的決定。然而，認知治療方法不太可能對認知能力有限的人有所幫助。有關治療發展障礙中囤積行為的更多訊息，請參閱 Berry 和 Schell（2006）。類似的基本行為策略也可能對老年個案有用，他們的認知能力可能比年輕個案更有限，而認知療法可能對老年人無效。請注意，患有失智症的個案不太可能回應本書的策略，並且很可能需要住在支援性住宅中，且關於收集和保留物品的決定都受到其他人的刻意限制。

總結和評論

　　本章描述的心理和身體健康問題以及家庭和安全問題只是囤積者可能面臨的一些並存的潛在挑戰。一般而言，當囤積行為嚴重且存在其他共病時，我們鼓勵你在個案的治療中進行識別並邀請其他合適的專業助人者。當個案的社區中存在囤積工作小組時，所涉及的專業人員通常非常了解囤積行為，以及可能有相對應的社區資源。你可能需要公共衛生人員、消防和安全人員、房屋檢查員或其他了解相關規範專業人員的建議或幫助。各種社會服務專業人員也可以在住房和其他服務方面提供幫助，包括老年人、殘障人士、保護服務或其他特殊日需求的部門合作社工和個案管理員。當有顯著的心理健康共病並且對囤積治療工作有威脅時，請考慮幫助你的個案聘請另一位能夠解決非囤積診斷和相關功能問題的治療人員。這

可以使你專注在囤積問題上，因為這通常是社會、經濟、就業及功能成本最直接關注的問題。

第 12 章　維持成果

（對應《自助手冊》的第 9 章）

需要資料

- 囤積評定量表
- 儲存量表修訂版
- 雜物影像評量表
- 儲存認知量表
- 日常生活囤積量表
- 強迫性囤積模式（自第 4 章）
- 目標表（自第 6 章）
- 治療技術清單

大綱

- 檢查個案到目前為止的進度
- 幫助個案制定繼續工作的策略和輔助療程
- 確定最有效的治療方法
- 預計並制定應對挫折和失誤的方法

這部分假設個案在實現目標方面取得了進展，但是需要做更多的工作來完成整個過程並維持未來的效益，特別是當生活壓力可能導致舊有囤積習慣再次出現時。可以在最後兩個療程時計畫本章的活動，間隔約兩週，並根據需要增加輔助療程。

回顧歷程

在最後的療程中，強調個案已經取得的成果，以培養對維持和提高成果的信心。這必須是一個誠實的評估，也需要考慮到個案的弱點和如何克服它們。讚揚個案至今為止的進展以及他們在治療中使用的特定工具。回顧治療歷程和詢問個案對於未來囤積症狀發展的看法，大多數人都會有良好的進展，但不會完全擺脫囤積問題。他們需要努力解決剩下的雜亂和未來幾個月週期性的強烈收集衝動。

我們建議你回顧房屋最初的照片，並將其與目前房屋的新照片進行比較。要求個案盡可能拍攝與最初角度和大小一樣的照片。如果你可以，請前往家中將所有房間與最初的照片進行比較。無論如何，進展中的照片記錄對於將來的參考也很重要。

我們還強烈建議重新施測最初給出的評估表（例如：「儲存量表修訂版」、「雜物影像評量表」、「儲存認知量表」、「日常生活囤積量表」），以及有關安全和結構的問題，以確定已經變化的程度。標準化量表的分數為個案在收集、整理和分類／丟棄雜亂方面取得的進展提供了討論的基礎。

本治療手冊的第一版用於等候名單的控制的研究中，我們將最起碼中等程度的囤積個案隨機分配給治療組或 12 週的等候名單（Steketee et al.,

2010）。如果參與者表現出明顯會干擾學習的認知障礙、精神藥物治療不穩定，或者在這種相對冗長的干預中無法持續參與，他們會被排除在外。心理學和社會工作的博士生，由作者密切培訓和監督，遵循本手冊中描述的規格提供 26 次療程，治療持續時間從 9 個月到 12 個月不等。對比我們 14 名個案中有 4 名（29%）中途停止治療的前導試驗，以研究的中途退出率僅為 10%。個案的平均年齡為 54 歲。接受治療的個案在第 12 週顯示出囤積症狀顯著減少（15% 至 27%），優於等候名單個案（2% 至 11%）。37 名接受了全面治療的個案經過 26 次療程後；根據所使用的測量結果，他們的囤積症狀減少了 26% 至 39%。治療人員把 71% 的個案評為「好」或「非常好」的改善程度，而 81% 的個案也將自己評為這些類別。這些數據表明本手冊使用的方法有非常正面的結果。

我們在治療後追蹤 31 名個案 3 至 12 個月，並研究長期維持以及預後結果（Muroff ct al., under review）。治療後有顯著改善的個案能夠在追蹤時維持治療效果，治療人員和個案在臨床整體改善（CGI）評為「好」或「非常好」改善分別為 62% 和 79%。在治療開始時更嚴重的囤積和更差的一般功能預期了更低的效益（如預期一樣）。完美主義也是不良結果的重要預測因素。指導改善囤積治療的效果，還需要對更大樣本的結果和預測因素進行更多研究。

在本書第一版（編按：本書為原文書第二版）中完成 26 次治療的個案的「儲存量表修訂版」的平均得分如表 12.1 所示。

個案得分的圖表可用於說明從治療開始到治療結束時特定測量的改善量（參見圖 12.1 的範例圖）。

釐清個案如何實現他們的成果，可以增強個案對繼續進步的能力的信心。討論他們使用的具體行動和策略（見下文）似乎最有效。如果進度起

表 12.1　囤積症狀的變化

	前測分數 （ $n = 41$ ）	後測分數 （ $n = 41$ ） （改善%）	12 個月追蹤分數 （ $n = 31$ ）* （改善%）
囤積評定量表	28.2	17.2（39%）	18.7（33%）
儲存量表修訂版——全量表	61.7	44.8（27%）	45.4（30%）
儲存量表修訂版——雜亂	26.9	19.6（27%）	20.2（29%）
儲存量表修訂版——難以丟棄	19.8	14.4（27%）	15.0（28%）
儲存量表修訂版——過度收集	15.0	10.7（29%）	10.1（34%）
雜物影像評量表	4.1	2.9（29%）	
儲存認知量表	90.0	67.3（26%）	
日常生活囤積量表	2.1	1.5（29%）	

*我們無法重新評估原始研究中的所有參與者。

起伏伏，你可以看看這些起伏，並與個案討論對未來的預測。個案對這些方面的未來發展有何預測？對於那些傾向於低估自己已經實現的成果且感到氣餒的人來說，幫助他們看整體的改變，避免每日之間的比較。

　　如果你與個案的工作有時間限制，那麼提醒他們最後一次療程的時間。邀請個案在最後三到四次療程時說出他們的想法（和恐懼），特別是如果他們擔心進展和結束與治療人員定期聯繫後的狀況。如果這些擔憂看

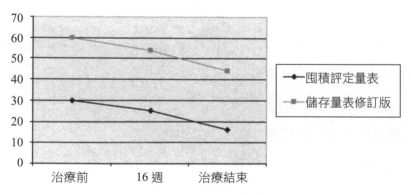

圖 12.1　個案在特定評量上改善情形的範例圖

起來不合理，那麼蘇格拉底式問話的策略可以幫助評估錯誤的想法。詢問結束治療的好處（例如：減少對治療人員的依賴、練習學習技能和自立的機會、更多時間用於其他活動、減少費用）可能是有幫助的。讓個案知道，在與囤積搏鬥的工作上，他們並非孤軍奮戰，人們常常需要在未來幾個月繼續他們的囤積行為工作。提醒個案，你會回顧似乎最有效的策略，並且會根據他們的需要制定後續工作的計畫。

在最後一次療程中，要求個案反思干預的整個過程，以描述他們對自己的了解以及他們接下來需要做些什麼來解決這個問題。特別評論進展和個案的努力，以及治療期間獲得的知識和技能。大體上要詢問關於治療的回饋。最後，向個案表達誠實的回饋：「很高興和你合作。」「我會想念和你一起工作的時光。」「我很高興我們一起工作是有效的。」「我對你很有信心。」

展開自我療程和輔助療程

當個案的療程慢慢減少時，幫助個案制定自我治療計畫讓他們可以交替使用。我們建議個案將自我療程安排在與治療人員療程的同一天和同一時段—— 也就是說，如果治療人員療程通常安排在星期一下午4點，那麼他們可以兩次療程之間用同一時間安排他們自己的療程。鼓勵個案至少在他們的日曆上提前一個月安排自我療程。在治療結束時，他們可以從每週一次開始，逐漸減量至每月兩次，以適應他們的進展，然後每月一次，依此類推。

回顧有關自我療程的優點和缺點和／或恐懼。例如，優點可能是讓個案更容易記住在需要時使用技術；缺點可能是療程似乎要用太多時間或者他們不需要。個案可以評估這些觀點的利弊。制定計畫以解決個案整理、

收集和丟棄物品的殘餘症狀，並計畫如何使用自我療程來完成此任務。這可能需要一個正式的計畫來加入選定的活動（例如：歸檔）。此外，制定一個防止雜亂重新累積的具體計畫。首先，釐清這種情況是如何發生的（例如，太累了，不能放好購買的物品、過急於當天打開郵件、看到打折所以購買以備用所需的物品）。然後決定下一步應該是什麼，如何實現它，以及如何加強它。判定誰可以幫助個案解決這些問題。

我們建議你計畫在一般療程結束後的一年中的任何時間安排兩到三次輔助療程，第一次療程在一至兩個月之後，而其他的則視其所需。輔助療程（booster sessions）旨在幫助個案感到被關心並有動力繼續他們的工作。療程以集中討論任何方面仍存有問題的囤積行為，或在囤積行為得以控制下的其他問題（共病問題、有關舊債務的解決問題等）。如果有助於維持解決問題的動力，一些個案可以每個月以電話或電子方式聯繫，然後在合適的臨床環境安排後續的評估。

考慮向個案建議他們加入或組織一個「埋在寶藏中」（*Buried in Treasures*, BIT）工作坊。BIT工作坊由同儕領導的六至九人組成，在20週內進行 15 次療程。這些團體是高度結構化、以行動為導向的支持小組，負責處理囤積問題。一些研究的證據表明，它們可有效減少囤積症狀，並使人們積極與雜亂搏鬥。這些團體可以為個案提供一個很好的方式來繼續克服他們的囤積障礙。有關建立和運行BIT工作坊的詳細說明，請瀏覽國際強迫症基金會（International Obsessive-Compulsive Disorder Foundation）網站（www.ocfoundation.org/hoarding）。如果可以，你還可以向個案提供有關其他本地支持小組或線上支持小組的書面訊息。其他尋求支持以繼續在囤積行為工作的方法包括加入組織，如國際強迫症基金會（www.ocfoundation.org/hoarding）和閱讀自助書籍〔見 Tolin, Steketee, & Frost（2013）的著作 *Buried in Treasures*〕。本書最後的延伸閱讀提供了有關囤

積的額外閱讀資料。

回顧治療技術

回顧治療過程使個案能夠回憶起他們做了什麼以及做得特別好的事情，並幫助指導治療後的工作繼續改善並防止復發。首先回顧一下在治療早期建立的囤積和收集模式（見第4章）。詢問個案是否會對模式進行任何調整，如果是，請調整它們並為個案提供表單以供參考。詢問這些模式在治療結束後對他們需要做什麼帶來了什麼樣的啟示。幫助他們回憶在治療期間一直工作的一般原則，以強調自己的技能和個人目標的方式表達這些。例如：

1. 從較簡單的物品開始，向更難的物品工作。

2. 要有耐性；改變需要時間。

3. 注意微小的效益。

4. 當你不夠堅強時，尋求協助。

5. 堅定自己，但並非完美主義。

接下來，透過檢查他們在治療早期完成的目標表，提醒個案他們最初的治療目標。回顧個案在目標方面實際完成的任務，並特別注意症狀改善（減少收集、減少雜亂、丟棄物品的能力）和訓練技能（解決問題、管理注意力、整理和決定）。

然後，透過查看個案的個人療程表和《自助手冊》中的材料，回顧治療過程中學到的技巧。教導個案查看《自助手冊》第117頁中的「治療技術清單」，以選擇將來使用的策略（參見表12.2）。以工具箱作為比喻，

表 12.2 治療技術清單

確定最適合你的方法。下列的方法不僅適用於丟棄物品，也適用於對抗收集和整理。

- 檢視個案的囤積模式，並考慮以下各方面的狀況：
    - 個人和家庭易脆點
    - 訊息處理問題
    - 保留的想法和理由
    - 正向和負向的情緒
    - 收集、保留和逃避行為
- 檢視收集場景的功能分析
- 重複雜亂、整潔及理想的家居視覺化，以確定個案反應
- 檢視個人目標
- 如果確定了囤積工作的最初障礙，則檢視這些障礙的進展情況
- 收集——檢查和回顧如下：
    - 運用收集表以查看進度並確定不想要的物品是否持續進入家中
    - 收集問題
    - 個案的收集規則
    - 收集情境的階層，以確定所需的額外工作
    - 愉悅的替代來源進展
    - 收集的錯誤思考
    - 認知策略——向下追問法、估計概率、需要與想要
- 檢視解決問題的步驟
- 檢視管理注意力的策略
- 檢視個人整理計畫和紙張歸檔表：
    - 簡單的丟棄決定：垃圾、回收、轉售、捐贈
    - 保留耗材以便整理
    - 檢視只處理一次（OHIO）規則的進展情況
    - 盡快實施決定
    - 檢視紙張保存時間列表規則
    - 安排整理和歸檔的時間
    - 保持表面清潔，以防止再次雜亂

表 12.2　治療技術清單（續）

- 思考是否存在與收集、分類和丟棄相關的任何有問題的逃避行為
- 檢視物品問題和／或促進決定的保留規則
- 檢視想法清單練習
- 檢視行為實驗表
- 檢視想像暴露丟棄及失去物品和訊息
- 檢視以下與物品分離的認知策略：
  - 思考型態清單
  - 有關物品的問題
  - 優缺點記錄單
  - 向下追問法
  - 審查保留或丟棄物品的證據
  - 換位思考 — 回顧問題
  - 想法記錄表
  - 需要與想要
  - 完美主義量尺
  - 比喻和故事
  - 評估時間
  - 尋找問題核心信念的替代方案
- 計畫在家外的社交活動
- 邀請其他人到家中拜訪
- 安排自我治療療程

將每種技術描述為工具。幫助個案分辨在哪些環境中（收集、分類和整理、丟棄），用哪個方法最適合他們。一些回顧可以指定為療程之間的作業。

提醒個案，當他們在練習不收集和分類時感到一些不適感時，這意味著他們正確使用該方法。通常一開始改變行為是比較容易的，然後觀察其態度和情緒是否隨之改變。提醒個案，當正式治療結束時，許多人的不適

感會有所提高，但長期的效益需要堅持不懈並下定決心繼續工作。

如果某些信念和行為沒有像預期的那樣發生變化，那麼運用向下追問法重新評估最嚴重的恐懼可能會有所幫助。有時最恐懼的會被遺漏，因為它們被埋在相對明顯的恐懼之下，只有在上面的恐懼得到解決時才會出現。此外，一些個案可能會因為使用問題解決來得到對其他問題方面的控制而有所得益。提醒個案解決問題過程中的步驟，並確定治療結束後何時使用會有效。例子可能是某些預期的壓力源出現時（例如，有人給他們一些他們不想保留的物品，因為計畫出錯而感到失望）。

處理挫折

解決個案可能擁有的任何不切實際的期望，以便他們為起起伏伏做好準備，並制定計畫，如果他們的進展達到最低點，便知道該怎麼做。另外，討論失效（lapse）和復發（relapse）之間的區別：

> 失效是暫時性的，其中一些行為會重現。失效並不一定表示復發。只是因為一些雜亂的累積或你的過度購買並不意味著你會回到治療前的狀況，但這是一個警告信號。暫時性地恢復症狀通常表明你生活中出現壓力。如果你遇到問題需要討論，或者如果你有疑問，你會做什麼？

討論各種管理挫折的策略（例如，打電話給治療人員、尋求朋友的幫助、翻查治療紀錄），並強調低潮是正常的，並且這些通常隨著時間的推移變得更短且不那麼嚴重。特別是如果個案傾向於具有依賴性特質，請注意不要暗示個案必須依賴治療人員的幫助。

鼓勵個案辨識可能會加劇殘餘囤積症狀的潛在壓力情況。要求個案思

考他們預計未來一年的壓力。將如何應對這些壓力？例子可能是緊張的人際關係狀況或期望、更多的責任、令人不安的媒體訊息，或嚴重的失落。思考意想不到的壓力源，就像如下：

■ 假設你的母親意外死亡，並把你的東西留給你。你會怎麼做？

■ 假設你有一筆尚未計畫的主要開支？

要求個案描述他們預期對這種情況的初步反應。辨識可能的思考模式或錯誤的解釋，並詢問相關情況的其他思考方式。找出可能重現的壞習慣模式，並討論他們學到的替代方法可以如何應用。鼓勵他們從列表中使用有效的應對策略來應對挫折。例如，他們可能進行實驗以試驗其預測（例如：需要訊息）以應對這些壓力源。

對於已投入很多時間在囤積症狀的個案，請計畫他們可以在空餘時間做些什麼。要確定潛在問題，你可以問：

■ 現在你的生活與過去有什麼不同？

■ 你是如何度過大部分的時間？

如果他們很明顯沒有找到健康的行為來取代收集行為的時間，那麼促使個案考慮重新開始原先的有趣活動，或開始新的活動，例如：加入健身房、當義工或去上課。

家庭作業

在最後治療療程之前，請個案：

■ 回顧《自助手冊》並列出所有學到的方法。

■ 重點標出最有幫助的方法。

■ 列出預期的壓力源和潛在的應對策略。

■ 列出並找到未來所需的潛在資源。

■ 找到保持不收集和清除雜亂的支持來源。

附錄

1. 治療人員晤談表
2. 囤積訪談表
3. 囤積評定量表
4. 儲存量表修訂版
5. 雜物影像評量表
6. 儲存認知量表
7. 口常生活囤積量表
8. 安全問題表
9. 家居環境量表
10. 計分鑰
11. 囤積的一般概念模式
12. 簡要想法記錄表
13. 收集表
14. 雜亂視覺化表
15. 整潔視覺化表
16. 收集視覺化表
17. 暴露練習表
18. 想法記錄表
19. 教練指引
20. 家人囤積反應量表

所有附錄中的表單及記錄單都可以在 www.oup.com/us/ttw 下載使用

1. 治療人員晤談表

個案：＿＿＿＿＿＿＿＿　　療程 #：＿＿＿＿＿＿＿＿　　日期：＿＿＿＿＿＿＿＿

基本療程內容：

＿＿＿＿＿＿＿＿＿＿＿＿＿＿＿＿＿＿＿＿＿＿＿＿＿＿＿＿＿＿＿＿＿＿

治療計畫：

＿＿＿＿＿＿＿＿＿＿＿＿＿＿＿＿＿＿＿＿＿＿＿＿＿＿＿＿＿＿＿＿＿＿

＿＿＿＿＿＿＿＿＿＿＿＿＿＿＿＿＿＿＿＿＿＿＿＿＿＿＿＿＿＿＿＿＿＿

＿＿＿＿＿＿＿＿＿＿＿＿＿＿＿＿＿＿＿＿＿＿＿＿＿＿＿＿＿＿＿＿＿＿

家庭作業報告：

＿＿＿＿＿＿＿＿＿＿＿＿＿＿＿＿＿＿＿＿＿＿＿＿＿＿＿＿＿＿＿＿＿＿

家庭作業完成程度（1 至 6）：＿＿＿＿＿＿＿＿＿
（1 ＝從未嘗試；2 ＝嘗試但未完成；3 ＝完成約 25%；4 ＝完成約 50%；5 ＝完成約 75%；6 ＝完成所有作業）

療程期間討論的症狀和議題：

＿＿＿＿＿＿＿＿＿＿＿＿＿＿＿＿＿＿＿＿＿＿＿＿＿＿＿＿＿＿＿＿＿＿

＿＿＿＿＿＿＿＿＿＿＿＿＿＿＿＿＿＿＿＿＿＿＿＿＿＿＿＿＿＿＿＿＿＿

＿＿＿＿＿＿＿＿＿＿＿＿＿＿＿＿＿＿＿＿＿＿＿＿＿＿＿＿＿＿＿＿＿＿

＿＿＿＿＿＿＿＿＿＿＿＿＿＿＿＿＿＿＿＿＿＿＿＿＿＿＿＿＿＿＿＿＿＿

使用過或檢視過的干預策略：

＿＿＿＿＿＿＿＿＿＿＿＿＿＿＿＿＿＿＿＿＿＿＿＿＿＿＿＿＿＿＿＿＿＿

＿＿＿＿＿＿＿＿＿＿＿＿＿＿＿＿＿＿＿＿＿＿＿＿＿＿＿＿＿＿＿＿＿＿

＿＿＿＿＿＿＿＿＿＿＿＿＿＿＿＿＿＿＿＿＿＿＿＿＿＿＿＿＿＿＿＿＿＿

＿＿＿＿＿＿＿＿＿＿＿＿＿＿＿＿＿＿＿＿＿＿＿＿＿＿＿＿＿＿＿＿＿＿

1. 治療人員晤談表（續）

指派家庭作業：

評論個案的摘要和反饋：

下一次或未來療程的目標：

2. 囤積訪談表

姓名：＿＿＿＿＿＿＿＿＿＿　日期：＿＿＿＿　＿＿＿＿＿＿

(1) 你住在什麼類型的家？還有誰和你住在一起？

＿＿＿＿＿＿＿＿＿＿＿＿＿＿＿＿＿＿＿＿＿＿＿＿＿＿＿＿＿＿

＿＿＿＿＿＿＿＿＿＿＿＿＿＿＿＿＿＿＿＿＿＿＿＿＿＿＿＿＿＿

(2) 我們來談談你家的房間。〔使用「雜物影像評量表」圖片確定每個房間以及閣樓、地下室、車庫、汽車等其他生活空間的雜亂程度。〕雜亂有多影響你使用這些房間，以及哪些房間使你感到最煩惱？

客廳：＿＿＿＿＿＿＿＿＿＿＿＿＿＿＿＿＿＿＿＿＿＿＿＿＿＿

飯廳：＿＿＿＿＿＿＿＿＿＿＿＿＿＿＿＿＿＿＿＿＿＿＿＿＿＿

廚房：＿＿＿＿＿＿＿＿＿＿＿＿＿＿＿＿＿＿＿＿＿＿＿＿＿＿

臥室：＿＿＿＿＿＿＿＿＿＿＿＿＿＿＿＿＿＿＿＿＿＿＿＿＿＿

浴室：＿＿＿＿＿＿＿＿＿＿＿＿＿＿＿＿＿＿＿＿＿＿＿＿＿＿

走廊：＿＿＿＿＿＿＿＿＿＿＿＿＿＿＿＿＿＿＿＿＿＿＿＿＿＿

地下室：＿＿＿＿＿＿＿＿＿＿＿＿＿＿＿＿＿＿＿＿＿＿＿＿

閣樓：＿＿＿＿＿＿＿＿＿＿＿＿＿＿＿＿＿＿＿＿＿＿＿＿＿＿

陽臺：＿＿＿＿＿＿＿＿＿＿＿＿＿＿＿＿＿＿＿＿＿＿＿＿＿＿

車庫：＿＿＿＿＿＿＿＿＿＿＿＿＿＿＿＿＿＿＿＿＿＿＿＿＿＿

庭院：＿＿＿＿＿＿＿＿＿＿＿＿＿＿＿＿＿＿＿＿＿＿＿＿＿＿

汽車：＿＿＿＿＿＿＿＿＿＿＿＿＿＿＿＿＿＿＿＿＿＿＿＿＿＿

工作或辦公空間：＿＿＿＿＿＿＿＿＿＿＿＿＿＿＿＿＿＿＿＿

其他：＿＿＿＿＿＿＿＿＿＿＿＿＿＿＿＿＿＿＿＿＿＿＿＿＿＿

(3) 你有沒有將任何物品放在家以外的其他地方，如儲物空間，另一個人的家等等？有多少東西和什麼類型的物品？

＿＿＿＿＿＿＿＿＿＿＿＿＿＿＿＿＿＿＿＿＿＿＿＿＿＿＿＿＿＿

＿＿＿＿＿＿＿＿＿＿＿＿＿＿＿＿＿＿＿＿＿＿＿＿＿＿＿＿＿＿

＿＿＿＿＿＿＿＿＿＿＿＿＿＿＿＿＿＿＿＿＿＿＿＿＿＿＿＿＿＿

2. 囤積訪談表（續）

(4) 你會保存什麼樣的東西？例如，我會在這些房間裡看到什麼？

_____

_____

(5) 告訴我當你看到或想到雜亂時，你的感受和情緒是什麼？（例如：焦慮、內疚、悲傷、快樂等。）

_____

_____

(6) 如果你必須丟掉一些_____，你會感到有多不舒服？（詢問先前確定每種物品的主要類別，例如書籍、垃圾郵件、廚房垃圾桶、瓶蓋。）

_____

_____

(7) 你想先從哪個房間開始？為什麼？哪一個最簡單，哪一個最難？為什麼？（討論當雜亂被清理後空間的實用性、在空間上最快的視覺改善、最迫切需要搬移的重要物品、最大程度的降低痛苦等等向度之利弊得失。）

_____

_____

(8) 你的物品有沒有以某種方式整理起來？你怎麼決定什麼放在哪裡？這個方法對你來說有多好？

_____

_____

(9) 你如何獲得新東西？告訴我你最近得到的東西——你是如何得到它們的（例如：購物、商店販售、庭院拍賣／舊物出售、垃圾收集、免費物品）？

_____

_____

2. 囤積訪談表（續）

(10) 讓我們談談當你獲得新物品時，你的想法、情緒和行為的順序。例如，〔最近獲得的物品〕你第一次得到它時感覺如何？你在想什麼？你把它帶回家後，你用它做了什麼？

_____

_____

_____

(11) 如果你試圖避免收集某些東西會發生什麼事？

_____

_____

_____

(12) 告訴我你為什麼保留這些物品。（如果個案沒有提到下面的原因，請詢問每一個。）

_____

_____

_____

a. 感情用事：保留這些物品是否因為對你來說它們是感傷的或是意義重大的？也就是說，你在情感上依賴著你不想與它們分離的物品？你能舉個例子嗎？

_____

_____

b. 工具性／實用性：當你試圖丟棄某些東西時，你是否害怕有朝一日可能失去需要的重要訊息？你是否擔心浪費，因為最終可能可以充分利用該物品？你能舉個例子嗎？

_____

_____

c. 內在／美麗：你是因為喜歡它們或認為它們漂亮而保留？你是否認為它們有一天會有價值？你能舉個例子嗎？

_____

_____

_____

2. 囤積訪談表（續）

(13) 你的家人或朋友是否幫助你收集物品或為你儲存物品？

有人幫你整理你無法處理的物品嗎？

有人幫你丟棄物品嗎？

有人對你的收集和雜亂感到生氣嗎，還是他們大多都會容忍它？

你是否會阻止別人接觸你的東西？

你的家人／重要他人是否支持治療？如果是，他們是否有興趣和你一起參加治療療程？

---

(14) 雜亂是否會給你或你的家人帶來健康或安全問題？（如果是）什麼類型的問題（例如：摔倒、火災、衛生、醫療問題、蟑螂、蟲子）？（如果沒有）其他人是否認為這些雜亂會對你、你的健康或安全造成問題？

---

(15) 你購買或獲得的物品有沒有導致任何問題〔例如：家庭爭吵、經濟負擔或債務、負面情緒（內疚、憂鬱、焦慮）〕？（如果有）有哪些問題？（如果沒有）家人或朋友是否認為購買或獲得物品會造成任何問題？

---

(16) 你的社交生活是否受到雜亂影響（例如：避免有訪客；避免去別人家因為不能往來）？當雜亂不再是問題時，你有興趣讓一些人過來嗎？例如誰？

---

2. 囤積訪談表（續）

(17) 你在清洗、檢查、整理物品、重複行為或其他心理強迫方面有任何問題嗎？這些想法和行為是否會影響囤積問題（例如：怕髒的恐懼導致難以丟棄和檢查，所以會延長收起或丟棄物品所需的時間）？

_____

_____

_____

(18) 其他家庭成員是否有囤積問題？誰？告訴我有關他們保留和雜亂的事情。

_____

_____

_____

(19) 當你年輕的時候，你是否花了很多時間待在其他雜亂的家庭（例如：祖父母、其他家庭成員、朋友）？

_____

_____

_____

(20) 你成長的家庭中有沒有人過度收集物品？誰？什麼類型的東西？

_____

_____

_____

(21) 當你還是個孩子的時候，你是否經歷過任何形式的剝奪（例如：吃不飽、衣服不夠、玩具太少、沒有零用錢）或嚴重損失（例如：死亡、大型遷移、火災）？發生這種情況時你幾歲了？你認為它與你的囤積問題有什麼關係嗎？

_____

_____

_____

_____

2. 囤積訪談表（續）

(22) 你何時意識到你在收集太多物品、丟棄東西或在家裡弄得很雜亂是有問題的？你那時候幾歲？當時的生活中有什麼特別的事情發生時（例如：創傷經歷、搬家、失去家人等）？

_____

_____

(23) 你之前有沒有接受囤積問題的其他治療（藥物、行為療法、心理治療、家庭協助）？其他類型的問題怎麼樣？治療持續多久了？它有幫助嗎？為什麼或者為什麼不？（稍後你將需要提供囤積治療的理由，解決個案可能因為之前的治療經驗而引起的問題。）

_____

_____

(24) 是否有其他人試圖干預囤積問題？你是否曾經就囤積問題與房東、衛生部門人員或其他人員聯繫過。發生了什麼？你的反應是什麼？

_____

_____

(25) 是否有囤積行為以外你沒有提到的問題，如法律或財務問題、收集動物的問題、特殊的困難？

_____

_____

_____

3. 囤積評定量表（HRS）

〔這項測量可以作為訪談或自我報告表。〕

1. 由於雜亂或物品的數量，你在家中使用房間有多困難？

0 --------- 1 --------- 2 --------- 3 --------- 4 --------- 5 --------- 6 --------- 7 --------- 8

一點都　　　　　　　輕微　　　　　　中等　　　　　　嚴重　　　　　　非常

不困難　　　　　　　　　　　　　　　　　　　　　　　　　　　　　　　　困難

2. 在難以丟棄（或回收、轉售、贈送）其他人會丟棄的普通物品上，你有多大程度的困難？

0 --------- 1 --------- 2 --------- 3 --------- 4 --------- 5 --------- 6 --------- 7 --------- 8

不困難　　　　　　　輕微　　　　　　中等　　　　　　嚴重　　　　　　非常

　　　　　　　　　　　　　　　　　　　　　　　　　　　　　　　　　　　困難

3. 在收集免費物品，或購買超出你需要的物品或可以使用的物品或能夠負擔的物品等向度上，你目前有多大程度的問題？

0 --------- 1 --------- 2 --------- 3 --------- 4 --------- 5 --------- 6 --------- 7 --------- 8

沒問題　　　　　　　輕微　　　　　　中等　　　　　　嚴重　　　　　　極端

0 ＝沒問題
2 ＝輕微，**偶爾（少於每週）**收集不需要的物品，
　　或收集少量不需要的物品
4 ＝中等，**定期（每週一次或兩次）**收集不需要的物品，
　　或收集一些不需要的物品
6 ＝嚴重，**頻繁（每週幾次）**收集不需要的物品，
　　或收集許多不需要的物品
8 ＝極端，**經常（每天）**收集不需要的物品，
　　或收集大量不需要的物品

4. 因為雜亂、丟棄困難，或購買或收集物品的問題等向度上，你有多大程度的情緒困擾？

0 --------- 1 --------- 2 --------- 3 --------- 4 --------- 5 --------- 6 --------- 7 --------- 8

沒有／　　　　　　　輕微　　　　　　中等　　　　　　嚴重　　　　　　極端

根本沒有

5. 因為雜亂、丟棄困難，或購買或收集物品的問題，而造成你多大程度的生活損害（日常生活、工作／學校、社交活動、家庭活動、經濟困難）？

0 --------- 1 --------- 2 --------- 3 --------- 4 --------- 5 --------- 6 --------- 7 --------- 8

沒有／　　　　　　　輕微　　　　　　中等　　　　　　嚴重　　　　　　極端

根本沒有

4. 儲存量表修訂版（SI-R）

對於下面的每個問題，圈出你在**過去一週經驗**中最接近的數字。

0	1	2	3	4
沒有	一點	適量	大多數／很多	幾乎全部／完全合乎

1. 你家裡有多少生活面積是有凌亂的物品？（考慮廚房、客廳、飯廳、走廊、臥室、浴室或其他房間的雜亂程度。）　0　1　2　3　4

2. 你控制收集物品衝動的能力？　0　1　2　3　4

3. 家中雜亂阻礙你的程度？　0　1　2　3　4

4. 你控制保留物品衝動的能力？　0　1　2　3　4

5. 家中雜亂難以行走的程度？　0　1　2　3　4

對於下面的每個問題，圈出你在**過去一週經驗**中最接近的數字。

0	1	2	3	4
一點也不	輕微	中等	相當大／嚴重	極端

6. 你難以丟棄東西的程度？　0　1　2　3　4

7. 你認為丟棄東西這個任務的痛苦程度？　0　1　2　3　4

8. 你雜亂的房間裡的物品多到什麼樣的程度？　0　1　2　3　4

9. 如果你無法收集你想要的東西，你會感到多麼痛苦或不舒服？　0　1　2　3　4

10. 家中雜亂影響你的社交、工作或日常功能的程度？想想你因為雜亂而不做的事情。　0　1　2　3　4

11. 你購買或收集非立即使用的免費物品的衝動有多強烈？　0　1　2　3　4

4. 儲存量表修訂版（SI-R）（續）

對於下面的每個問題，圈出你在**過去一週**經驗中最接近的數字。

0	1	2	3	4
一點也不	輕微	中等	相當大／嚴重	極端

12. 你家中雜亂到讓你感到苦惱的程度是？　　　　　　　　　0　1　2　3　4

13. 你想要保留你可能永遠不會使用的東西的衝動有多強？　　0　1　2　3　4

14. 你對自己的收集習慣感到多不安或苦惱？　　　　　　　　0　1　2　3　4

15. 你覺得無法控制家中雜亂的程度是？　　　　　　　　　　0　1　2　3　4

16. 你的保留或強迫性購買帶給你多大程度上的經濟困難？　　0　1　2　3　4

對於下面的每個問題，圈出你在**過去一週**經驗中最接近的數字。

0	1	2	3	4
永不	很少	有時／偶爾	頻繁／經常	非常頻繁

17. 你多常因為過於緊張或耗費時間而避免嘗試丟棄物品？　　0　1　2　3　4

18. 你多常會感到被迫要收集一些你看到的物品？例如，當逛街　0　1　2　3　4
購物或有提供免費物品時？

19. 你多常需要決定去保留一些你不需要且沒有空間給它們的物　0　1　2　3　4
品？

20. 你多常會因為家中雜亂而阻礙你邀請他人到訪？　　　　　0　1　2　3　4

21. 你多常實際購買（或免費收集）你沒有立即使用或需要的物　0　1　2　3　4
品？

22. 你家中的雜亂情形會有多大程度阻礙家中某些事情原有的功　0　1　2　3　4
能？例如：烹飪、使用家具、洗碗、清潔等。

23. 你多常無法丟棄一件你想要丟棄的物品？　　　　　　　　0　1　2　3　4

5. 雜物影像評量表（CIR）

個案：_____   日期：_____

使用三個系列圖片（客廳、廚房、臥室），請選擇最能代表你家中每個空間雜亂程度的圖片。在下面的橫線上填上數字。

請選擇最接近準確的圖片，即使它不完全正確。

如果你家沒有下列空間，只需在該橫線上填寫「不適用」。

空間	與哪一張圖片 最接近（1至9）
客廳	_____
廚房	_____
臥室 #1	_____
臥室 #2	_____

另外，請在下面橫線上為你家中受雜亂影響的其他空間做出評估。使用**客廳**圖片進行評分。

飯廳	_____
走廊	_____
車庫	_____
地下室	_____
閣樓	_____
汽車	_____
其他	_____ 請明確説明：_____

6. 儲存認知量表（SCI）

使用下面的量尺來說明你**過去一週**決定是否要丟棄某些物品的想法程度。（如果你在過去一週內沒有嘗試丟棄任何物品，請說明如果你試圖丟棄，你的感覺如何。）

```
1------------2------------3------------4------------5------------6------------7
一點也不                           有時                        非常強烈
```

1. 我無法忍受丟棄它。   1 2 3 4 5 6 7
2. 丟棄它意味著浪費寶貴的機會。   1 2 3 4 5 6 7
3. 拋棄這物品就像扔掉了我的一部分。   1 2 3 4 5 6 7
4. 保留它意味著我就不用依靠我的記憶。   1 2 3 4 5 6 7
5. 如果有人在未經我許可的情況下扔掉我的東西，這會讓我感到傷心。   1 2 3 4 5 6 7
6. 失去這個物品就像失去一個朋友一樣。   1 2 3 4 5 6 7
7. 如果有人接觸或使用它，我將會失去它或它會不見了。   1 2 3 4 5 6 7
8. 扔掉一些東西就像放棄心愛的人。   1 2 3 4 5 6 7
9. 扔掉它就像失去了我人生的一部分。   1 2 3 4 5 6 7
10. 我視我的物品為我自己的延伸；它們是我的一部分。   1 2 3 4 5 6 7
11. 我對這物品的幸福負責。   1 2 3 4 5 6 7
12. 如果這物品可能對其他人有用，我有責任為他們保存。   1 2 3 4 5 6 7
13. 這物品與我擁有相同的感受。   1 2 3 4 5 6 7
14. 我的記憶太糟糕了，我必須把它放在視線範圍內，否則我會忘記它。   1 2 3 4 5 6 7
15. 我有責任找到這物品的用途。   1 2 3 4 5 6 7
16. 把一些東西扔掉我會感到我的一部分正在死去。   1 2 3 4 5 6 7
17. 如果我將它放入一個歸檔系統裡，我會完全忘掉它。   1 2 3 4 5 6 7
18. 我喜歡獨自操控自己的物品。   1 2 3 4 5 6 7
19. 當我沒有我需要的物品時，我會感到慚愧。   1 2 3 4 5 6 7
20. 我必須記住關於它的事，如果我扔掉它，我就記不住。   1 2 3 4 5 6 7
21. 如果我在沒有從中吸收所有重要訊息的情況下丟棄它，我將失去一些東西。   1 2 3 4 5 6 7
22. 這物品讓我感到安心。   1 2 3 4 5 6 7
23. 我喜歡我的一些物品，就像我愛一些人一樣。   1 2 3 4 5 6 7
24. 沒有人有權去碰觸我的物品。   1 2 3 4 5 6 7

7. 日常生活囤積量表（ADL-H）

說明：對於以下每項活動，請圈出最能代表你在執行此活動時，因為雜亂或囤積問題遇到困難的數字。如果由於其他原因（例如，由於身體問題而無法彎曲或靈活移動）而導致活動有困難，請不要納入評分中考量。只評估因囤積會遇到多少困難。如果活動與你的情況無關（例如，你沒有洗衣設施或動物），請選「不適用」（N/A）那格。

受雜亂或囤積問題影響的活動	可以輕鬆完成	輕微難度但可以做到	中等難度但可以做到	很困難但可以做到	無法做到	不適用
1. 準備食物	1	2	3	4	5	N/A
2. 使用冰箱	1	2	3	4	5	N/A
3. 使用火爐	1	2	3	4	5	N/A
4. 使用廚房水槽	1	2	3	4	5	N/A
5. 在餐桌吃飯	1	2	3	4	5	N/A
6. 在屋內走動	1	2	3	4	5	N/A
7. 迅速出門	1	2	3	4	5	N/A
8. 使用廁所	1	2	3	4	5	N/A
9. 使用浴缸／淋浴	1	2	3	4	5	N/A
10. 使用浴室水槽	1	2	3	4	5	N/A
11. 迅速應門	1	2	3	4	5	N/A
12. 坐在沙發／椅子上	1	2	3	4	5	N/A
13. 睡在床上	1	2	3	4	5	N/A
14. 洗衣服	1	2	3	4	5	N/A
15. 找到重要的東西（如帳單、報稅表等）	1	2	3	4	5	N/A

8. 安全問題表

請圈出下面最適合的數字，來表明你在家中遇到這些情況時的問題程度：

家中的安全問題	沒有	少許	有些／中等	大量	嚴重
1. 你家的地板、牆壁、屋頂或家庭其他部分的結構性損壞？	1	2	3	4	5
2. 你的自來水沒有運作？	1	2	3	4	5
3. 你的供暖系統沒有運作？	1	2	3	4	5
4. 你房子的任何部分是否有火災危險？（爐子上蓋著紙、爐子附近有易燃物品等。）	1	2	3	4	5
5. 醫療急救人員難以將設備在你家中搬移嗎？	1	2	3	4	5
6. 你家中的出口被擋住？	1	2	3	4	5
7. 上下樓梯或沿著其他走道中是否不安全？	1	2	3	4	5

9. 家居環境量表（HEI）

請圈出最適合家居現狀的答案。

家中以下幾種情況的程度為何？
1. 火災危險
   0＝沒有火災危險
   1＝一些火災風險（例如，大量易燃材料）
   2＝中等火災風險（例如，易燃材料在熱源附近）
   3＝高火災風險（例如，易燃材料在熱源附近；電力危險等）
2. 發霉或腐爛的食物
   0＝沒有
   1＝廚房裡有幾塊發霉或腐爛的食物
   2＝整個廚房裡有些發霉或腐爛的食物
   3＝廚房和其他地方有大量發霉或腐爛的食物
3. 骯髒或堵塞的水槽
   0＝水槽空而乾淨
   1＝一些髒盤子和水在水槽裡
   2＝水槽充滿水，可能有堵塞
   3＝水槽堵塞，因為水已經溢到檯上等等
4. 積水（在水槽、浴缸、其他容器、地下室等）
   0＝沒有積水
   1＝水槽／浴缸中有一些積水
   2＝在幾個地方有積水，特別是指髒的水
   3＝在許多地方有積水，特別是指髒的水
5. 人或動物的排泄物或嘔吐物
   0＝沒有人的排泄物、動物排泄物或看得到的嘔吐物
   1＝少量人或動物排泄物（例如，沒沖廁所、在浴室或其他樓層上）
   2＝在不只一個房間內有中等程度的動物或人的排泄物或看得到的嘔吐物
   3＝地板或其他表面上有大量動物或人類排泄物或嘔吐物
6. 黴菌和發霉
   0＝沒有檢測到黴菌或發霉
   1＝在預期位置有少量的黴菌或發霉（例如，在浴簾或冰箱膠條）
   2＝大量、明顯的黴菌或發霉
   3＝大多數表面都有廣泛的黴菌或發霉
7. 髒食物容器
   0＝所有餐具都洗淨並收起
   1＝一些未洗過的餐具
   2＝許多未洗過的餐具
   3＝幾乎所有餐具都沒有洗過

8. 骯髒表面（地板、牆壁、家具等）
   0 = 表面完全乾淨
   1 = 一些灑出物、一些塵土或污垢
   2 = 不止一些灑出物，可能是生活區域上有薄薄的塵土或污垢
   3 = 沒有表面是乾淨的；塵土或污垢覆蓋了一切
9. 成堆的髒污或污染物（衛生紙、頭髮、面紙、衛生用品等）
   0 = 地板、表面等沒有髒污或污染的物品
   1 = 垃圾桶或廁所周圍有一些髒污或污染的物品
   2 = 許多髒污或污染的物品堆滿了浴室或垃圾桶的周圍
   3 = 大多數房間的地板和表面都有髒污或污染的物品
10. 蟲子
    0 = 沒有看到蟲子
    1 = 看到一些蟲子；有蜘蛛網和／或蟲子糞便
    2 = 看到許多蟲子和糞便；角落的蜘蛛網
    3 = 成群的蟲子；大量糞便；許多蜘蛛網在家居用品上
11. 骯髒衣服
    0 = 髒衣服放在洗衣籃裡；沒有亂放
    1 = 洗衣籃已滿；一些髒衣服亂放
    2 = 洗衣籃太滿；很多髒衣服亂放
    3 = 衣服散落在地板和許多物品上面（床、椅子等）
12. 骯髒床罩／床單
    0 = 床罩非常乾淨
    1 = 床罩還算乾淨
    2 = 床罩骯髒，需要清洗
    3 = 床罩非常骯髒和有汙漬
13. 房屋的氣味
    0 = 沒有氣味
    1 = 輕微的氣味
    2 = 中等氣味；可能在房子的某些部分氣味濃烈
    3 = 整個房屋氣味濃烈

在過去的一個月中，你（或你家中的某個人）多常進行以下的每一項活動？
14. 洗碗
    0 = 每日或每 2 天；每月 15 至 30 次
    1 = 每週 1 至 2 次；每月 4 至 10 次
    2 = 每隔一週；每月 2 至 3 次
    3 = 很少；每月 0 次
15. 清潔浴室
    0 = 每天或每 2 天；每月超過 10 次
    1 = 每週 1 至 2 次；每月 4 至 10 次
    2 = 每隔一週；每月 2 至 3 次
    3 = 從不；每月 0 次

10. 計分鑰

囤積評定量表（HRS）

全量表＝全部 5 個題目的總和；全距＝ 0 至 40

儲存量表修訂版（SI-R）

雜亂分量表（9 題）

題目加總：1、3、5、8、10、12、15、20、22

丟棄困難／保留分量表（7 題）

題目加總：4（反向計分）、6、7、13、17、19、23

收集分量表（7 題）

題目加總：2（反向計分）、9、11、14、16、18、21

全量表＝全部題目加總

全距＝ 0 至 92

儲存認知量表（SCI）

情感依附（10 題）

題目加總：1、3、6、8、9、10、13、16、22、23

控制（3 題）

題目加總：5、18、24

責任感（6 題）

題目加總：2、7、11、12、15、19

回憶（5 題）

題目加總：4、14、17、20、21

全量表＝全部題目加總

全距＝ 0 至 168

日常生活囤積量表（ADL-H）

全量表＝剔除選擇「不適用」的題目後加總，再將加總的分數除以適用題目的數量。這會生成所有適用題目的平均值。

全距＝ 1 至 5

10. 計分鑰（續）

安全問題表

檢查評分為 2 或以上的題目，以確定需要立即關注的問題區域。

家居環境量表（HEI）

全量表＝全部題目加總

全距＝ 0 至 45

評分為 2 或以上的題目可能表示存在嚴重問題。

11. 囤積的一般概念模式

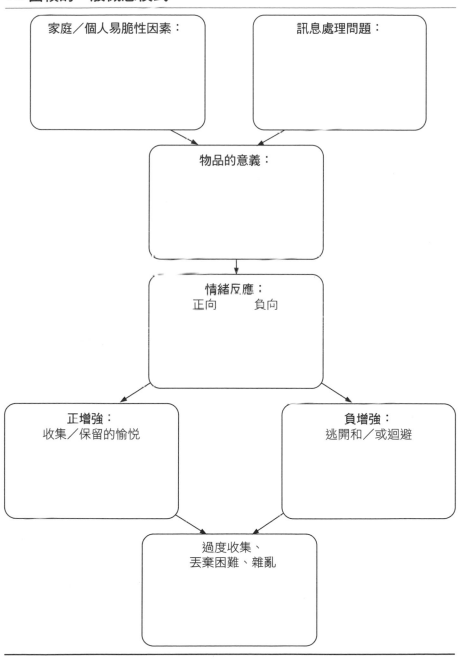

12. 簡要想法記錄表

姓名：＿＿＿＿＿　　日期：＿＿＿＿＿

引發情境	對物品意義的想法或信念	情緒	行動／行為

234

13. 收集表

列出你通常帶回家的物品類型以及如何收集它們，包括你上週收集的物品以及你會在下週收集的物品，不包括雜貨或其他易腐貨物。

如果你看到它但沒有收集此物品時，評量你感到不舒服的程度。

物品以及你通常在哪裡發現它	如果沒有收集的 不舒服感（0 到 100）

14. 雜亂視覺化表

空間：＿＿＿＿＿＿＿＿＿＿＿＿＿＿＿＿＿＿＿＿＿＿＿＿＿＿＿＿＿＿

A.　視覺化這個空間的所有雜亂情況。想像一下，站在其中，慢慢地轉向看到所有的雜亂。

B.　當你想像這整個空間都是雜亂時，你感到多麼不舒服？請用從 0 到 100 的量尺，其中 0 ＝沒有不舒服，100 ＝你曾經感受到的最不舒服。

　　最初不舒服評分：＿＿＿＿＿＿＿＿＿＿＿＿＿＿＿＿＿＿＿＿＿＿＿＿

C.　在想像這個空間時，你有什麼感受？

　　1.　＿＿＿＿＿＿＿＿＿＿＿＿＿＿＿＿＿＿＿＿＿＿＿＿＿＿＿＿
　　　　＿＿＿＿＿＿＿＿＿＿＿＿＿＿＿＿＿＿＿＿＿＿＿＿＿＿＿＿
　　　　＿＿＿＿＿＿＿＿＿＿＿＿＿＿＿＿＿＿＿＿＿＿＿＿＿＿＿＿

　　2.　＿＿＿＿＿＿＿＿＿＿＿＿＿＿＿＿＿＿＿＿＿＿＿＿＿＿＿＿
　　　　＿＿＿＿＿＿＿＿＿＿＿＿＿＿＿＿＿＿＿＿＿＿＿＿＿＿＿＿
　　　　＿＿＿＿＿＿＿＿＿＿＿＿＿＿＿＿＿＿＿＿＿＿＿＿＿＿＿＿

　　3.　＿＿＿＿＿＿＿＿＿＿＿＿＿＿＿＿＿＿＿＿＿＿＿＿＿＿＿＿
　　　　＿＿＿＿＿＿＿＿＿＿＿＿＿＿＿＿＿＿＿＿＿＿＿＿＿＿＿＿
　　　　＿＿＿＿＿＿＿＿＿＿＿＿＿＿＿＿＿＿＿＿＿＿＿＿＿＿＿＿

D.　在想像這個空間時，你有什麼想法（信念、態度）？

　　1.　＿＿＿＿＿＿＿＿＿＿＿＿＿＿＿＿＿＿＿＿＿＿＿＿＿＿＿＿
　　　　＿＿＿＿＿＿＿＿＿＿＿＿＿＿＿＿＿＿＿＿＿＿＿＿＿＿＿＿
　　　　＿＿＿＿＿＿＿＿＿＿＿＿＿＿＿＿＿＿＿＿＿＿＿＿＿＿＿＿

　　2.　＿＿＿＿＿＿＿＿＿＿＿＿＿＿＿＿＿＿＿＿＿＿＿＿＿＿＿＿
　　　　＿＿＿＿＿＿＿＿＿＿＿＿＿＿＿＿＿＿＿＿＿＿＿＿＿＿＿＿
　　　　＿＿＿＿＿＿＿＿＿＿＿＿＿＿＿＿＿＿＿＿＿＿＿＿＿＿＿＿

　　3.　＿＿＿＿＿＿＿＿＿＿＿＿＿＿＿＿＿＿＿＿＿＿＿＿＿＿＿＿
　　　　＿＿＿＿＿＿＿＿＿＿＿＿＿＿＿＿＿＿＿＿＿＿＿＿＿＿＿＿
　　　　＿＿＿＿＿＿＿＿＿＿＿＿＿＿＿＿＿＿＿＿＿＿＿＿＿＿＿＿

15. 整潔視覺化表

空間：_____

A. 視覺化這個不再雜亂的空間。想像一下，所有的物品都放在你可以找到它們的地方，想像清理過的表面和地板，沒有一堆東西的桌面，以及只有地毯和家具的整潔地板。

B. 在沒有雜亂的情況下想像這個空間時，你感到多麼不舒服？請用從 0 到 100 的量尺，其中 0 －沒有不舒服，100 ＝你曾經感受到的最不舒服。

最初不舒服評分：_____

C. 在想像這個空間時，你有什麼感受？

1. _____
_____

2. _____
_____

3. _____
_____

D. 想像一下，你現在可以在沒有雜亂的這個空間裡做什麼。想像一下，若按照你的方式布置空間，感覺如何。描述你的想法和感受。

1. _____
_____

2. _____
_____

3. _____
_____

E. 用這種方式想像這個空間時，你感到多不舒服？

（0 ＝沒有不舒服，100 ＝你曾經感受到的最不舒服）

最終不舒服評分：_____

16. 收集視覺化表

想像一下你強烈要求收集某些東西的典型情況。在你的想像中，不要拿起該物品，只需看著它即可。請描述你想像的位置和物品。

_____

_____

對你收集該物品的強烈程度評分（0 ＝沒有收集的衝動，100 ＝不可抗拒的衝動）。

收集衝動： _____

你想像這個場景時有什麼想法？

1.　_____

_____

2.　_____

_____

3.　_____

_____

再次視覺化這個場景，但這一次，想像一下沒有帶走物品。想像此時你有多不舒服（0 到 100）。

不舒服評分： _____

請列出你認為可以幫助你不收集這物品的任何想法。

1.　_____

_____

2.　_____

_____

3.　_____

_____

現在對你沒有帶物品就離開，你會感到多不舒服，從 0 到 100 評分。

不舒服評分： _____

17. 暴露練習表

A. 這件物品是什麼（要清除或不要收集）？＿＿＿＿＿＿＿＿＿＿＿＿＿＿＿＿

＿＿＿＿＿＿＿＿＿＿＿＿＿＿＿＿＿＿＿＿＿＿＿＿＿＿＿＿＿＿＿＿＿＿

最初的不舒服感（0 ＝無至 100 ＝最大）＿＿＿＿＿＿＿＿＿＿＿＿＿＿

＿＿＿＿＿＿＿＿＿＿＿＿＿＿＿＿＿＿＿＿＿＿＿＿＿＿＿＿＿＿＿＿＿＿

B. 你做了什麼（沒有收集、廢棄、回收、轉贈、其他＿＿＿＿＿＿＿＿＿＿）？

＿＿＿＿＿＿＿＿＿＿＿＿＿＿＿＿＿＿＿＿＿＿＿＿＿＿＿＿＿＿＿＿＿＿

不舒服評分（0 至 100）　　10 分鐘後 ＿＿＿＿＿＿＿＿＿＿

20 分鐘後 ＿＿＿＿＿＿＿＿＿＿

30 分鐘後 ＿＿＿＿＿＿＿＿＿＿

40 分鐘後 ＿＿＿＿＿＿＿＿＿＿

50 分鐘後 ＿＿＿＿＿＿＿＿＿＿

1 小時後 ＿＿＿＿＿＿＿＿＿＿

1 天後 ＿＿＿＿＿＿＿＿＿＿

C. 對於實驗的結論：＿＿＿＿＿＿＿＿＿＿＿＿＿＿＿＿＿＿＿＿＿＿＿＿＿＿

＿＿＿＿＿＿＿＿＿＿＿＿＿＿＿＿＿＿＿＿＿＿＿＿＿＿＿＿＿＿＿＿＿＿

＿＿＿＿＿＿＿＿＿＿＿＿＿＿＿＿＿＿＿＿＿＿＿＿＿＿＿＿＿＿＿＿＿＿

＿＿＿＿＿＿＿＿＿＿＿＿＿＿＿＿＿＿＿＿＿＿＿＿＿＿＿＿＿＿＿＿＿＿

＿＿＿＿＿＿＿＿＿＿＿＿＿＿＿＿＿＿＿＿＿＿＿＿＿＿＿＿＿＿＿＿＿＿

18. 想法記錄表

姓名：＿＿＿＿＿　日期：＿＿＿＿＿

引發情境	想法	情緒	較理性想法	結果

19. 教練指引

　　克服強迫性囤積通常非常困難。許多人發現有支持者或「教練」對於他們完成這個歷程是非常有幫助的。作為教練，你會與治療人員及有囤積問題的人一起團隊合作。本指引概述了一些可以讓你的參與更有幫助的方法。

　　強迫性囤積不是一個簡單的問題，而是由幾個相互串聯的問題組成。通常包括：

- **過度雜亂**：這是最容易辨識的囤積症狀。通常，很難知道從何時開始雜亂變得如此勢不可當。

- **整理和決定的問題**：有囤積問題的人可能難以清楚地思考他們的雜亂或面對雜亂該怎麼做。他們可能很難區分物品有用和無用、有價值和沒有價值，或情感性和非情感性的差別。因此，為了安全起見，他們可能會將所有物品視為有用、有價值或情感性的。這導致難以決定什麼時候扔束西。

- **放棄物品的困難**：最引人注目的問題之一是難以放棄和清除物品——丟棄、回收、轉售和轉贈物品。即使對於看似價值很低或沒有價值的物品，也會發生這種情況。消除雜亂的痛苦程度通常是巨大的。

- **逃避或拖延的傾向**：有囤積問題的人常常因為大量的雜亂和艱鉅的決定任務而感到非常不知所措。他們也可能感到沮喪或緊張，這會增加無力感並逃避採取行動。結果，囤積者經常認為：「這量太大，今天無法處理，我明天再做吧！」

- **難以抵抗收集物品的衝動**：對於許多有囤積問題的人來説，收集物品的衝動可能非常強烈，幾乎是不可抗拒的。有些人可能覺得需要買東西；其他人可能覺得有必要收集免費的東西。

　　不是每個囤積者都有這些問題。每個人和每個囤積問題都有點不同，但不外乎與對物品的強烈情緒、想法、保留物品的信念有關，可能對你來說都是不合理的，但都是使問題持續存在的行為。作為治療計畫的一部分，治療人員將與你協助的人仔細檢視囤積行為的這些方面，並確定哪些問題特別麻煩。這很重要，因為他們面臨的特定問題會決定使用的干預措施。

　　我們建議教練遵循如下事項：

■ **像小組一樣會面。** 與治療人員和有囤積問題的人一起會面。三個人一起工作是成功的秘訣，而三個在不同方向工作的人難以有效。

■ **協助個案專注於他們面前的任務。** 有囤積問題的人經常發現自己很容易分心，尤其是當他們試圖減少雜亂、對物品做出決定，或抵制收集物品的衝動時。通常，教練可以禮貌地提醒他們現在應該做什麼以幫助他們。

■ **提供情感支持。** 因為囤積的人經常被別人批評，所以不要像監工那樣行事是非常重要的，因為這會讓人感到緊張或生氣，並干擾他們學習新方法的能力。使用溫柔的接觸，當你感覺自己是對的時候，可以同理他們如：「我能看出這對你有多難」，或者「我明白你對是否應該處理這種雜亂，有很複雜的情緒」。囤積問題的人正在經歷一些重大的壓力，往往需要一個有同情心的聆聽者，甚至一個依偎哭泣的肩膀。

■ **幫助個案做出決定，但不要為他們做出決定。** 在治療期間，有囤積問題的人正在學習制定新的規則來決定要保留什麼以及要清除什麼。教練可以透過問題來提醒他們這些規則，但不能告訴他們該做什麼。讓他們簡單地談談他們保留和丟棄一件物品的決定過程。你的任務不是要說服他們丟棄物品，而只是在他們完成決定的過程中支持他們。這可能看起來很乏味，但通常你的存在會加快他們的速度。

19. 教練指引（續）

■ **成為啦啦隊。** 有時，當事情變得困難時，我們都需要額外的協助。打電話給你協助的人提醒他們做家庭作業、告訴他們你相信他們能做到、注意到他們做得好，這些都是很好的啦啦隊策略。但與此同時，不要做太多這樣的事情，否則鼓勵會顯得很假。

■ **幫助拖運。** 許多囤積的人累積了太多的雜亂，他們需要一年或更長時間才能將它們全部丟棄。這使囤積者很容易因為進展緩慢而氣餒。當教練捲起袖子並幫忙從家裡清出物品時，這是非常有幫助的，而在過程中，由囤積者做所有的決定並且要完全負責。

■ **陪同個案進行不收集活動。** 對於那些收集太多東西的人來說，治療往往需要去誘人的商店或庭院拍賣，而不購買任何東西。讓某人（如教練）與他們一起幫助抵抗誘惑並使該活動成功是非常有幫助的。

　　我們也發現，即使是最善意的教練也可能因用錯方法而減損幫助的效果。這裡有一些**避免事項**：

■ **不要與個案爭論丟棄什麼和收集什麼。** 長時間辯論關於某個物品的有用性或者丟棄它的必要性，只會產生不利於進展的負面情緒。相反，每當你感到衝突時，休息一下，放鬆一下，並提醒自己這對於個案來說有多難。

■ **不要為個案決定。** 如果教練決定一切，如應該保留什麼、做些什麼，甚至自己來搬除雜物，這肯定會更容易和更快些。但是這種方法並沒有教會個案如何管理他們的問題。雜亂只會再次累積起來。相反，在教練的支持和指導下，確保由囤積者自始至終負責做出所有決定。

■ **未經許可，不要觸摸或移動任何物品。** 想像一下，如果一個善意的人在未經許可的情況下進入你的家並處理你的物品，你會有什麼感受。這樣做可能會損害你們之間的信任，並使個案難以有所進展。

19. 教練指引（續）

- 不要告訴他們應該如何感受。很難理解為什麼有人對看起來像垃圾的物品如此有感情，或者害怕丟棄明顯無用的東西。但是這些感覺的來源個案自己可能還不了解。盡可能有耐心，我們知道教練工作的確會令人挫折。

- 不要超出自己的容忍程度。要成為一名好的教練，你必須先照顧好自己，然後幫助你的朋友或家人。因此，你可以自由設定在任何特定場合中，自己可以完成的工作時間和工作量。為自己的努力拍拍手，幫助那些囤積的人是非常困難的工作。

我們希望這些指引能有助於囤積者的治療工作。

20. 家人囤積反應量表（FRHS）

說明：這些問題的目的是了解你可能因為你的重要他人（例如：家庭成員、朋友、其他重要的人）囤積問題而改變你的行為或習慣的方式。

請注意，囤積的定義如下：

■ 持續對不論價值如何的物品有丟棄的困難。
■ 強烈要求保留物品和／或因丟棄而感到痛苦。
■ 家居生活區域雜亂，因此這些空間無法按預期使用。
■ 社交、職業或其他重要領域能的重大痛苦或損害。

下面的每個問題，在「a」部分。請說明該行為在過去一個月是否有發生。如果是，請在「b」部分中註明該行為發生的頻率。如果否，則跳過「b」部分。

在過去一個月，你是否有：

	1	2	3	4
1. a. 因為你的家人難以做出決定，所以幫助他／她決定是否收集、保留或丟棄物品？	是	否		
b. [如果是] 你多常幫助他／她決定丟棄或保留物品？	1-2次	3-4次	5-9次	10次或以上

20. 家人囤積反應量表（FRHS）（續）

	1	2	3	4
2. a. 因為家人的囤積相關行為，導致你需要特別等待，也干擾了你的計畫？（例如，延長你通常在商店購物的時間，或因為難以找到物品而需要更多的時間出門？）	是	否		
b. [如果是] 在過去的一個月中，你多常因為他／她的囤積而等待？	1-2 次	3-4 次	5-9 次	10 次或以上
3. a. 由於你家人的囤積，物品比平時保留更長時間？（例如，你是否保留舊報紙或垃圾，因為他／她還沒有閱讀過？）	是	否		
b. [如果是] 在過去的一個月中，你多常沒有丟棄通常會丟棄的物品？	1-2 次	3-4 次	5-9 次	10 次或以上
4. a. 丟棄、回收或清除物品而沒有告訴你的家人？	是	否		
b. [如果是] 在過去的一個月裡，你多常沒有告訴你的家人，秘密地丟棄物品？	1-2 次	3-4 次	5-9 次	10 次或以上
5. a. 幫助你家人收集物品可能會增強囤積行為？（例如，提供資金購買物品、告知打折消息、購買可能被囤積的東西、帶額外備份回家、提供諸存空間。）	是	否		
b. [如果是] 在過去一個月中，你多常幫助你家人從事或完成強迫性收集行為？	1-2 次	3-4 次	5-9 次	10 次或以上

20. 家人囤積反應量表（FRHS）（續）

	1	2	3	4
6. a. 根據你家人的要求而做奇怪或無意義的行為，或者因為你認為他/她會要你做這些事情？（例如，檢查物品以確保他/她沒有丟失或遺漏重要的東西。）	是	否		
b. 〔如果是〕在過去一個月中，你多常參與這些行為呢？	1-2次	3-4次	5-9次	10次或以上
7. a. 你代替了本來是你家人（有囤積困擾）該負責的一些行為責任？（例如：繳帳單、納稅、丟垃圾。）	是	否		
b. 〔如果是〕你做了多少這些事？	我偶爾會負責其中一個家人的責任，但我的角色沒有實質性的變化。	我負責了我家人至少一個生活領域的責任。	我負責了我家人在不止一個生活領域的責任。	我負責了我家人的大部分或全部責任。
8. a. 因為你家人的囤積，調整了你自己、休閒或是家庭活動？（例如，由於囤積無法看電視、做有興趣的事或做飯？）	是	否		
b. 〔如果是〕你調整這個活動的程度是？	我稍微調整了這些活動，但我的整體功能沒有受到影響。	我肯定在一個生活領域調整了我的活動。	我肯定在一個以上的生活領域調整了我的活動。	我無法參加休閒工作或家庭的責任。

20. 家人囤積反應量表（FRHS）（續）

	1	2	3	4
9. a. 因為你家人的囤積，調整了你的社交活動？（例如，不邀請朋友或親戚到家裡。） b. [如果是] 你調整這些活動的程度是？	是 我稍微調整了這些活動，但我的整體上沒有受到影響。	否 我肯定在一個生活領域調整了我的活動。	我肯定在一個以上的生活領域調整了我的活動。	我無法從事社交活動。
10. a. 因為你家人的囤積問題，調整了你的工作活動？（例如，改變工作時間表以看管雜亂；由於雜亂而無法在家工作。） b. [如果是] 你調整這個活動的程度是？	是 我稍微調整了這些工作，但我的整體功能沒有受到影響。	否 我肯定調整了工作的某些方面。	我肯定在一個以上的工作領域調整了我的日常工作。	我的工作非常糟糕。

20. 家人囤積反應量表（FRHS）（續）

	1	2	3	4
11. a. 因為你家人的囤積問題，造成你會花費一些平常不會用的錢？（例如，儲存費用、購買額外物品、重新購買雜亂中丟失的物品、帳單或稅務罰款，或花費本來用於其他物品的款項來進行強迫性購買。）	是	否		
b. 〔如果是〕你花了多少錢？	我用了一些額外的費用，但對我的預算沒有整體影響。	我明確用了額外費用，但對我的預算只有很小的影響。	我有很多額外費用，這使我無法購買我需要的東西。	我有非常多額外的開支，我買不起基本的家用物品。
12. a. 因為你家人的囤積，出現一些健康問題嗎？（例如，因為哮喘的家庭使哮喘加重了、沐浴困難引起的皮膚病、因囤積而出現的小蟲或囓齒動物、因囤積而跌倒〔倒〕造成的傷害。）	是	否		
b. 〔如果是〕囤積導致你的健康問題有多嚴重？	我有囤積引起的輕微健康問題。	我有囤積引起的中度健康問題。	我有囤積引起的嚴重健康問題。	我有囤積引起的極嚴重健康問題。

249

20. 家人囤積反應量表（FRHS）（續）

	1	2	3	4
13. a. 因為你家人的囤積，出現衛生或清潔方面的問題？（例如，無法因為浴缸或淋浴、無法清潔房屋或其他因為囤積的不衛生情況。）	是	否		
b. [如果是] 衛生或清潔問題有多嚴重？	我／我們有因為囤積造成的輕微衛生或清潔問題。	我／我們有因為囤積造成的中等衛生或清潔問題。	我／我們有因為囤積造成的嚴重衛生或清潔問題。	我／我們有因為囤積造成的極嚴重衛生或清潔問題。
14. a. 因為你家人的囤積，你會感到情緒困擾嗎？（例如，囤積引起的焦慮、內疚、沮喪、尷尬、憂鬱、失眠。）	是	否		
b. [如果是] 情緒困擾多嚴重？	我／我們因囤積而引起輕微的情緒困擾。	我／我們因囤積而引起中度的情緒困擾。	我／我們因囤積而引起嚴重的情緒困擾。	我／我們因囤積而引起極嚴重的情緒困擾。

20. 家人囤積反應量表（FRHS）（續）

	1	2	3	4
15. a. 因為你家人的囤積，你的人際關係出現不困難嗎？（例如，分歧或爭論囤積問題。） b.〔如果是〕關係問題有多嚴重？	是 我們有輕微的關係問題或囤積導致的輕微分歧。	否 我們有中度的關係問題或偶爾因囤積而引起的分歧。	我們有嚴重的關係問題或囤積造成的頻繁分歧。	我們有極嚴重的關係問題或因囤積的敵意的公開，或因為囤積而拒絕溝通。
16. a. 因為你家人的囤積，你感到難以規劃未來？（例如，無法賣屋、無法搬去想去的住所、無法完成計畫或目標。） b.〔如果是〕規劃未來難度有多嚴重？	是 由於囤積，造成規劃未來看，輕微的問題，但它具有極小在破壞發生。	否 由於囤積，我在一或兩個生活領域中的未來規劃有中度問題。	由於囤積，我在幾個生活領域中的未來規劃有嚴重問題。	由於囤積，導致未來規劃存在極嚴重問題，我無法計畫或做出重要改變。

參考文獻

American Psychiatric Association (2013). *Diagnostic and statistical manual of mental disorders* (5th ed.). Washington, D.C.: Author.

Abramowitz, J.S. (2006). *Obsessive Compulsive Disorder*. Boston: Hogrefe & Huber Publishers.

Abramowitz, J.S., Franklin, M.E., Schwartz, S.A., & Furr, J.M. (2003). Symptom presentation and outcome of cognitive behavior therapy for obsessive compulsive disorder. *Journal of Consulting and Clinical Psychology, 71,* 1049–1057.

Ayers, C. & Patronek, G. (in press, 2013). Animal hoarding. In R.O. Frost & G. Steketee *Oxford Handbook of Hoarding and Acquiring.* New York: Oxford.

Beck, J.S., & Beck, A.T. (2011). *Cognitive therapy, Basics and beyond, 2nd Edition.* New York: Guilford.

Berry, C.L. & Schell, R.M. (2006). Reducing hoarding behavior with individualized reinforcement and item return. *Behavioural Interventions, 21,* 123–135.

Black, D.W., Monahan, P., Gable, J., Blum, N., Clancy, G., & Baker, P. (1998). Hoarding and treatment response in 38 nondepressed subjects with obsessive-compulsive disorder. *Journal of Clinical Psychiatry, 59,* 420–425.

Bratiotis, C., Schmalisch, & Steketee, G. (2011). *The hoarding handbook: A guide for human service professionals,* New York: Oxford.

Buboltz, W.C., Thomas, A. & Donnell, A.J. (2002). Evaluating the factor structure and internal consistency reliability of the Therapeutic Reactance Scale. *Journal of Counseling & Development, 80,* 120–125.

Bulli, F., Melli, G., Sara, M., Carraresi, C., Stopani, E., Pertusa, A., & Frost, R.O. (2013). Hoarding behaviour in an Italian non-clinical sample. *Behavioural and Cognitive Psychotherapy.* doi:10.1017/S1352465812001105.

Burns, D. (1989). *Feeling good handbook.* New York: Morrow.

Cermele, J.A., Melendez-Pallitto, L., & Pandina, G.J. (2001). Intervention in compulsive hoarding: A case study. *Behavior Modification, 25,* 214–232.

Davidow, J. & Muroff, J. (2011). *Coaching and hoarding: What's the right approach?* Poster presented at the Annual Conference of the International OCD Foundation. San Diego, CA: July 29–31, 2011.

DiMauro, J., Tolin, D.F., Frost, R.O., & Steketee, G. (2013). Do people with hoarding disorder under-report their symptoms. *Journal of Obsessive Compulsive and Related Disorders, 2,* 130–136.

Frost, R. & Gross, R. (1993). The hoarding of possessions. *Behaviour Research and Therapy, 31,* 367–382.

Frost, R. & Hartl, T. (1996). A cognitive-behavioral model of compulsive hoarding. *Behaviour Research and Therapy, 34,* 341–350.

Frost, R.O., Hristova, V., Steketee, G., & Tolin, D.F. (2013). Activities of daily living in hoarding disorder. *Journal of Obsessive Compulsive and Related Disorders. 2,* 85–90.

Frost, R.O. & Mueller, A. (in press, 2013). Acquisition of possessions in hoarding disorder. In R.O. Frost & G. Steketee (Eds.), *Oxford Handbook of Hoarding and Acquiring.* New York: Oxford.

Frost, R.O., Pekarava-Kochergina, A., & Maxner, S. (2011a). The effectiveness of a biblio-based support group for hoarding disorder. *Behaviour Research and Therapy, 49,* 628–634.

Frost, R.O., Rosenfield, E., Steketee, G., & Tolin, D.F. (in press). An examination of excessive acquisition in hoarding disorder, *Journal of Obsessive-Compulsive and Related Disorders.*

Frost, R.O., Ruby, D., & Shuer, L. (2012). The Buried in Treasures Workshop: Wait list control trial of facilitated self-help for hoarding disorder. *Behaviour Research and Therapy, 50,* 661–667.

Frost, R.O., & Steketee, G. (2010). *Stuff: Compulsive hoarding and the meaning of things.* New York: Houghton/Mifflin/Harcourt.

Frost, R.O. & Steketee, G. (2013) (Eds.). *Oxford handbook of hoarding and acquiring.* New York: Oxford.

Frost, R.O., Steketee, G., & Greene, K. (2003). Cognitive and behavioral treatment of compulsive hoarding. *Brief Treatment and Crisis Intervention, 3,* 323–337.

Frost, R.O., Steketee, G., & Grisham, J. (2004). Measurement of compulsive hoarding: Saving Inventory-Revised. *Behaviour Research and Therapy, 42,* 1163–1182.

Frost, R.O., Steketee, G., & Tolin, D. F. (2011b). Comorbidity in hoarding disorder. *Depression and Anxiety, 28,* 876–884.

Frost, R.O., Steketee, G., Tolin, D.F., & Renaud, S. (2008). Development and validation of the Clutter Image Rating. *Journal of Psychopathology and Behavioral Assessment, 30,* 180–192.

Frost, R.O., Steketee, G., & Williams, L. (2000a). Hoarding: A community health problem. *Health and Social Care in the Community, 8,* 229–234.

Frost, R.O., Steketee, G., Williams, L., & Warren, R. (2000b). Mood, disability, and personality disorder symptoms in hoarding, obsessive compulsive disorder, and control subjects. *Behaviour Research and Therapy, 38,* 1071–1082.

Frost, R.O., Tolin, D.F., & Maltby, N. (2010). Insight-related challenges in the treatment of hoarding. *Cognitive and Behavioral Practice, 17,* 404–413.

Grisham, J., Frost, R.O., & Steketee, G. Kim, H-J., & Hood, S. (2006). Age of onset of compulsive hoarding. *Journal of Anxiety Disorders, 20,* 675–686.

Hartl, T.L., Duffany, S.R., Allen, G.J., Steketee, G., & Frost, R.O. (2005). Relationships among compulsive hoarding, trauma, and attention deficit hyperactivity disorder. *Behaviour Research and Therapy, 43,* 269–276.

Hartl, T.L., & Frost, R.O. (1999). Cognitive-behavioral treatment of compulsive hoarding: a multiple baseline experimental case study. *Behaviour Research and Therapy, 37,* 451–461.

Hirschtritt, M.E. & Mathews, C.A. (in press, 2013). Genetics and family models of hoarding disorder. In R.O. Frost & G. Steketee (Eds.), *Oxford Handbook of Hoarding and Acquiring.* New York: Oxford.

Hogstel, M.O. (1993). Understanding hoarding behavior in the elderly. *American Journal of Nursing, 93,* 42–45.

Iervolino, A.C., Perroud, N., Fullana, M.A., et al. (2009). Prevalence and heritability of compulsive hoarding: a twin study. *American Journal of Psychiatry, 166,* 1156–1161.

Kim, H-J., Steketee, G., & Frost, R.O. (2001). Hoarding by elderly people. *Health & Social Work. 26,* 176–184.

Lucini, G., Monk, I., & Szlatenyi, C. (2009). *An analysis of fire incidents involving hoarding households* (Bachelor's thesis). Retrieved from Worcester Polytechnic Institute website: http://web.cs.wpi.edu/~rek/Projects/MFB_D09.pdf. Accessed 14 June, 2013.

Mataix-Cols, D., Billotti, D., de la Cruz, L. & Nordsletten, A.E. (2013). The London field trial for hoarding disorder. *Psychological Medicine, 43,* 837–847.

Mataix-Cols, D., Frost, R.O., Pertusa, A., Clark, L.A., Leckman, J.E., Saxena, S., et al. (2010). Compulsive hoarding: A new disorder for DSM-V? *Depression and Anxiety, 27,* 556–572.

Mataix-Cols, D., Rauch, S.L., Manzo, P.A., Jenike, M.A., & Baer, L. (1999). Use of factor-analyzed symptom dimensions to predict outcome with serotonin reuptake inhibitors and placebo in the treatment of obsessive-compulsive disorder. *American Journal of Psychiatry, 156,* 1409–1416.

Miller, W.R., & Rollnick, S. (2013). *Motivational interviewing: Helping people change* (3rd ed.). New York: Guilford.

Mueller, A., Mitchell, J. E., Crosby, R. D., Glaesmer, H., & de Zwaan, M. (2009). The prevalence of compulsive hoarding and its association with compulsive buying in a German population-based sample. *Behaviour Research and Therapy, 47,* 705–709.

Muroff, J., Steketee, G., Bratiotis, C., & Ross, A. (2012). Group cognitive and behavioral therapy and bibliotherapy for hoarding: A pilot trial. *Depression and Anxiety, 29*(7), 597–604.

Muroff, J., Steketee, G., Frost, R.O., & Tolin, D.F. (under review). *Cognitive behavior therapy for hoarding disorder: Follow-up findings and predictors of outcome.*

Muroff, J., Steketee, G., Rasmussen, J., Gibson, A., Bratiotis, C., & Sorrentino, C. (2009). Group cognitive and behavioral treatment for compulsive hoarding: A preliminary trial. *Depression and Anxiety, 26*(7), 634–640.

Muroff, J., Steketee, G., & Underwood, J. (2014). *Group treatment for hoarding disorder: Therapist guide.* New York: Oxford.

Norberg, M. & Snowdon, J. (in press, 2013). Severe domestic squalor. In R.O. Frost & G. Steketee (Eds.), *Oxford Handbook of Hoarding and Acquiring*. New York: Oxford.

Nortsletten, A.E., & Mataix-Cols, D. (2012). Hoarding versus collecting: Where does pathology diverge from play? *Clinical Psychology Review, 32,* 165–176.

Pertusa, A., & Fonseca, A. (in press, 2013). Hoarding behavior in other disorders. In R.O. Frost & G. Steketee (Eds.). *Oxford handbook of hoarding and acquiring.* New York: Oxford.

Pertusa, A., Frost, R.O., Fullana, M.A., Samuels, J., Steketee, G., Tolin, D., Saxena, S., Leckman, J.F., & Mataix-Cols, D. (2010a). Refining the boundaries of compulsive hoarding: a review. *Clinical Psychology Review, 30,* 371–386.

Pertusa, A., Frost, R.O., & Mataix-Cols, D. (2010b). When hoarding is a symptom of OCD: A case series and implications for DSM V. *Behaviour Research and Therapy, 48,* 1012–1020.

Pertusa, A., Fullana, M. A., Singh, S., Alonso, P., Menchon, J. M., & Mataix-Cols, D. (2008). Compulsive hoarding: OCD symptom, distinct clinical syndrome, or both? *American Journal of Psychiatry, 165,* 1289–1298.

Rasmussen, J.L., Steketee, G., Frost, R.O., & Tolin, D.F. (under review). *Assessing squalor in hoarding: The Home Environment Index.*

Rodriguez, C.I., Herman, D., Alcon, J., Chen, S., Tannen, A., Essock, S., & Simpson, H.B. (2012). Prevalence of hoarding disorder in individuals at potential risk of eviction in New York City: A pilot study. *The Journal of Nervous and Mental Disease, 200,* 91–94.

Safren, S.A., Perlman, C.A., Sprich, S., & Otto, M.W. (2005). *Mastering your adult ADHD: A cognitive-behavioral treatment program.* New York: Oxford.

Samuels, J. F., Bienvenu, O. J., Grados, M. A., Cullen, B., Riddle, M. A., Liang, K.-y., et al. (2008). Prevalence and correlates of hoarding behavior in a community-based sample. *Behaviour Research and Therapy, 46,* 836–844.

Samuels, J., Bienvenu III, O.J., Riddle, M.A., Cullen, B.A.M., Grados, M.A., Liang, K.Y., et al. (2002). Hoarding in obsessive compulsive disorder: Results from a case-control study. *Behaviour Research and Therapy*, *40*, 517–528.

Saxena (2013). Pharmacotherapy for compulsive hoarding. In R.O. Frost & G. Steketee (Eds.). *Oxford handbook of hoarding and acquiring*. New York: Oxford.

Saxena, S., Ayers, C.R., Maidment, K.M., Vapnik, T., Wetherell, J.L., & Bystritsky, A. (2011). Quality of life and functional impairment in compulsive hoarding. *Journal of Psychiatric Research*, *45*, 475–480.

Saxena, S., Brody, A.L., Maidment, K.M., & Baxter, L.R. (2007). Paroxetine treatment of compulsive hoarding. *Journal of Psychiatric Research*, *41*(6), 481–487.

Saxena, S., Maidment, K.M., Vapnik, T., Golden, G., Rishwain, T., Rosen, R., et al. (2002). Obsessive-compulsive hoarding: Symptom severity and response to multimodal treatment. *Journal of Clinical Psychiatry*, *63*, 21–027.

Steketee, G., & Frost, R.O., (2007). *Compulsive hoarding and acquiring: Therapist guide*. New York: Oxford University Press.

Steketee, G. & Frost, R.O. (in press, 2013). Phenomenology of hoarding. In R.O. Frost & G. Steketee (Eds.). *Oxford Handbook of Hoarding and Acquiring*. New York: Oxford.

Steketee, G., Frost, R.O., & Kyrios, M. (2003). Beliefs about possessions among compulsive hoarders. *Cognitive Therapy & Research*, *27*, 463–479.

Steketee, G., Frost, R.O., Tolin, D.F., Rasmussen, J., & Brown, T.A. (2010). Waitlist-controlled trial of cognitive behavior therapy for hoarding disorder. *Depression and Anxiety*, *27*, 476–484.

Steketee, G., Frost, R.O., Wincze, J., Greene, K., & Douglass, H. (2000). Group and individual treatment of compulsive hoarding: A pilot study. *Behavioural and Cognitive Psychotherpy*, *28*, 259–268.

Steketee, G., Gibson, A., Frost, R.O., Alabiso, J., Arluke, A., & Patronek, G. (2011). Characteristics and antecedents of animal hoarding: A comparative interview study. *Review of General Psychology*, *15*, 114–124.

Thomas, N.D. (1997). Hoarding: Eccentricity or pathology: When to intervene? *Journal of Gerontological Social Work, 29,* 45–55.

Timpano, K.R., Exner, C., Glaesmer, H., Rief, W., Keshaviah, A., Brahler, E., et al. (2011). The epidemiology of the proposed DSM-5 hoarding disorder: Exploration of the acquisition specifier, associated features, and distress. *Journal of Clinical Psychiatry, 72,* 780–786.

Tolin, D.F., Fitch, K.E, Frost, R.O., & Steketee, G. (2010a). Family informants' perceptions of insight in compulsive hoarding. *Cognitive Therapy and Research, 34,* 69–81.

Tolin, D.F., Frost, R.O., & Steketee, G. (2007a). An open trial of cognitive-behavioral therapy for compulsive hoarding. *Behaviour Research and Therapy, 45,* 1461–1470.

Tolin, D. F., Frost, R., & Steketee, G. (2010b). A brief interview for assessing compulsive hoarding: The Hoarding Rating Scale-Interview. *Psychiatry Research, 178,* 147–152.

Tolin, D.F., Frost, R.O., & Steketee, G. (2012). Working with hoarding vs. non-hoarding clients: A survey of professionals' attitudes and experiences. *Journal of Obsessive Compulsive and Related Disorders, 1,* 48–53.

Tolin, D.F., Frost, R.O., Steketee, G., & Fitch, K.E. (2008b). Family burden of compulsive hoarding: Results of an internet survey. *Behaviour Research and Therapy, 46,* 334–344.

Tolin, D.F., Frost, R.O., Steketee, G., Gray, K.D., & Fitch, K.E. (2008a). The economic and social burden of compulsive hoarding. *Psychiatry Research, 160,* 200–221.

Tolin, D.F., Meunier, S.A., Frost, R.O., & Steketee, G. (2011). Compulsive hoarding among patients seeking treatment for anxiety disorders. *Journal of Anxiety Disorders, 25,* 43–48.

Tolin, D.F., Meunier, S.A., Frost, R.O., & Steketee, G. (2010c). The course of compulsive hoarding and its relationship to life events. *Depression & Anxiety, 27,* 829–838.

Tolin, D.F. & Villavicencio, A. (2011). Inattention, but not OCD, predicts the core features of hoarding disorder. *Behaviour Research and Therapy, 49,* 120–125.

Turner, K., Steketee, G., & Nauth, L. (2010). Treating elders with compulsive hoarding: A pilot program. *Cognitive and Behavioral Practice, 17,* 449–457.

Wells, A. (2011). *Meta-cognitive therapy for anxiety and depression.* New York: Wiley.

Wheaton, M. & VanMeter, A. (in press, 2013). Comorbidity in hoarding disorder. In R.O. Frost & G. Steketee (Eds.), *Oxford Handbook of Hoarding and Acquiring.* New York: Oxford.

Wilhelm, S., & Steketee, G. (2006). *Treating OCD with cognitive therapy.* Oakland, CA: New Harbinger.

Wincze, J.P., Steketee, G., & Frost, R.O. (2007). Categorization in compulsive hoarding. *Behaviour Research and Therapy, 45,* 63–72.

Winsberg, M.E., Cassic, K.S., & Korran, L.M. (1999). Hoarding in obsessive-compulsive disorder: A report of 20 cases. *Journal of Clinical Psychiatry, 60,* 591–597.

延伸閱讀

囤積症書籍

Bratiotis, C., Schmalisch, & Steketee, G. (2011). *The hoarding hand-book: A guide for human service professionals*. New York: Oxford.

Frost, R.O., & Steketee, G. (2010). *Stuff: Compulsive hoarding and the meaning of things*. New York: Houghton/Mifflin/Harcourt.

Frost, R.O. & Steketee, G. (Eds.) (2013). *Oxford handbook of hoarding and acquiring*. New York: Oxford.

Muroff, J., Steketee, G., & Underwood, J. (2013). *Group treatment for hoarding disorder: Therapist guide*. New York: Oxford.

Neziroglu, F., Bubrick, J., & Yaryura–Tobias, J. (2004). *Overcoming compulsive hoarding*. Oakland, CA: New Harbinger.

Tolin, D., Frost, R.O., & Steketee, G. (2014). *Buried in treasures: Help for compulsive hoarding*, 2nd Ed. New York: Oxford.

評估囤積症的文獻

Frost, R.O., Hristova, V., Steketee, G., & Tolin, D.F. (2013). Activities of daily living in hoarding disorder. *Journal of Obsessive Compulsive and Related Disorders.2*, 85–90.

Frost, R.O., Steketee, G., & Grisham, J. (2004). Measurement of compulsive hoarding: Saving Inventory-Revised. *Behaviour Research and Therapy, 42*, 1163–1182.

Frost, R.O., Steketee, G., Tolin, D.F., & Renaud, S. (2008). Development and validation of the Clutter Image Rating. *Journal of Psychopathology and Behavioral Assessment, 30*, 180–192.

Rasmussen, J.L., Steketee, G., Frost, R.O., & Tolin, D.F. (under review). Assessing squalor in hoarding: The Home Environment Index.

Steketee, G., Frost, R.O., & Kyrios, M. (2003). Beliefs about possessions among compulsive hoarders. *Cognitive Therapy & Research, 27,* 463–479.

Tolin, D. F., Frost, R., & Steketee, G. (2010). A brief interview for assessing compulsive hoarding: The Hoarding Rating Scale-Interview. *Psychiatry Research, 178,* 147–152.

治療囤積症的文獻

Ayers, C R., Wetherell, J. L., Golshan, S., & Saxena, S. (2011). Cognitive-behavioral therapy for geriatric compulsive hoarding. *Behaviour Research and Therapy, 49,* 689–694.

Frost, R. & Hartl, T. (1996). A cognitive-behavioral model of compulsive hoarding. *Behaviour Research and Therapy, 34,* 341–350.

Frost, R.O., Pekorava-Kochergina, A., Maxner, S. (2011). The effectiveness of a biblio-based support group for hoarding disorder. *Behaviour Research and Therapy, 49,* 628–634.

Frost, R.O., Ruby, D., & Shuer, L. (2012). The Buried in Treasures Workshop: Wait list control trial of facilitated self-help for hoarding disorder. *Behaviour Research and Therapy, 50,* 661–667.

Hartl, T.L., & Frost, R.O. (1999). Cognitive-behavioral treatment of compulsive hoarding: a multiple baseline experimental case study. *Behaviour Research and Therapy, 37,* 451–461.

Muroff, J., Steketee, G., Rasmussen, J., Gibson, A., Bratiotis, C., & Sorrentino, C. (2009). Group cognitive and behavioral treatment for compulsive hoarding: A preliminary trial. *Depression and Anxiety, 26*(7), 634–640.

Muroff, J., Steketee, G., Bratiotis, C., & Ross, A. (2012). Group cognitive and behavioral therapy and bibliotherapy for hoarding: A pilot trial. *Depression and Anxiety, 29*(7), 597–604.

Saxena, S., Maidment, K.M., Vapnik, T., Golden, G., Rishwain, T., Rosen, R., et al. (2002). Obsessive-compulsive hoarding: Symptom severity and response to multimodal treatment. *Journal of Clinical Psychiatry, 63,* 21–027.

Steketee, G., Frost, R.O., Tolin, D.F., Rasmussen, J., & Brown, T.A. (2010). Waitlist-controlled trial of cognitive behavior therapy for hoarding disorder. *Depression and Anxiety, 27,* 476–484.

Steketee, G., Frost, R.O., Wincze, J., Greene, K., & Douglass, H. (2000). Group and individual treatment of compulsive hoarding: A pilot study. *Behavioural and Cognitive Psychotherapy, 28,* 259–268.

Tolin, D.F., Frost, R.O., & Steketee, G. (2007). An open trial of cognitive-behavioral therapy for compulsive hoarding. *Behaviour Research and Therapy, 45,* 1461–1470.

Turner, K., Steketee, G., & Nauth, L. (2010). Treating elders with compulsive hoarding: A pilot program. *Cognitive and Behavioral Practice, 17,* 449–457.

囤積相關問題的治療人員手冊

Abramowitz, J.S. (2006). *Obsessive Compulsive Disorder.* Boston: Hogrefe & Huber Publishers.

Foa, E.B., Yadin, E. & Lichner, T.K. (2012). *Exposure and Response (Ritual) Prevention for Obsessive-Compulsive Disorder* (2nd ed.). New York: Oxford University Press.

Miller, W.R., & Rollnick, S. (2013). *Motivational interviewing: Helping people change* (3rd ed.). New York: Guilford.

Safren, S.A., Perlman, C.A., Sprich, S., & Otto, M.W. (2005). *Mastering your adult ADHD: A cognitive–behavioral treatment program.* New York: Oxford University Press.

Wilhelm, S., & Steketee, G. (2006). *Treating OCD with cognitive therapy.* Oakland, CA: New Harbinger.

關於整理的自助書籍

Hemphill, B. (1992). *Taming the paper tiger: Organizing the paper in your life.* Washington, DC: The Kiplinger Washington Editors.

Kolberg, J., & Nadeau, K. (2002). *ADD—Friendly ways to organize your life.* New York: Routledge.

Smallin, D. (2002) *Organizing plain and simple: A ready reference guide with hundreds of solutions to your everyday clutter challenges.* North Adams, MA: Storey Publishing.

Waddill, K. (2001). *The organizing sourcebook: Nine strategies for simplifying your life.* New York: McGraw–Hill.

關於動物囤積的研究

Patronek, G.J., Loar, L., & Nathanson, J. (Eds.) 2006. *Animal hoarding: structuring interdisciplinary responses to help people, animals and communities at risk*. Hoarding of Animals Research Consortium. Available at www.tufts.edu/vet/cfa/hoarding. Accessed June 14, 2013.

網路資源

International Obsessive Compulsive Disorder Foundation: www.ocfoundation.org/hoarding. Accessed June 14, 2013.

Hoarding of Animals Research Consortium: www.tufts.edu/vet/cfa/hoarding. Accessed June 14, 2013.

國家圖書館出版品預行編目（CIP）資料

囤積症的斷捨離：治療手冊／Gail Steketee, Randy O. Frost 原著；
　唐國章翻譯.--初版.--新北市：心理出版社股份有限公司，2021.03
　　面；　公分. --（心理治療系列；22178）
　譯自：Treatment for hoarding disorder: therapist guide.
　ISBN 978-986-191-940-9（平裝）

　1.強迫症　2.心理治療　3.行為治療法

　415.991　　　　　　　　　　　　　　　110000499

心理治療系列 22178

囤積症的斷捨離：治療手冊

作　　者：Gail Steketee、Randy O. Frost
校　　閱：黃政昌
翻　　譯：唐國章
執行編輯：高碧嶸
總 編 輯：林敬堯
發 行 人：洪有義
出 版 者：心理出版社股份有限公司
地　　址：231026 新北市新店區光明街 288 號 7 樓
電　　話：(02) 29150566
傳　　真：(02) 29152928
郵撥帳號：19293172　心理出版社股份有限公司
網　　址：https://www.psy.com.tw
電子信箱：psychoco@ms15.hinet.net
排 版 者：辰皓國際出版製作有限公司
印 刷 者：辰皓國際出版製作有限公司
初版一刷：2021 年 3 月
Ｉ Ｓ Ｂ Ｎ：978-986-191-940-9
定　　價：新台幣 380 元